# 全国名中医

## 王常绮临证医案集

主编◎李军茹　齐洪军

辽宁科学技术出版社
LIAONING SCIENCE AND TECHNOLOGY PUBLISHING HOUSE

拂石医典
FU SHI MEDBOOK

**图书在版编目（ＣＩＰ）数据**

全国名中医王常绮临证医案集 / 李军茹, 齐洪军主编. —沈阳 : 辽宁科学技术出版社, 2024.1
ISBN 978-7-5591-3335-9

Ⅰ. ①全… Ⅱ. ①李… ②齐… Ⅲ. ①医案－汇编－中国－现代 Ⅳ. ①R249.7

中国国家版本馆CIP数据核字（2023）第237399号

出版发行：辽宁科学技术出版社
　　　　　北京拂石医典图书有限公司
地　　址：北京海淀区车公庄西路华通大厦 B 座 15 层
联系电话：010-57262361/024-23284376
E-mail：fushimedbook@163.com
印 刷 者：汇昌印刷（天津）有限公司
经 销 者：各地新华书店

幅面尺寸：145mm×210mm
字　　数：180 千字　　　　　印　　张：8.125
出版时间：2024 年 1 月第 1 版　　印刷时间：2024 年 1 月第 1 次印刷

责任编辑：陈　颖　孙洪娇　　　责任校对：梁晓洁
封面设计：君和传媒　　　　　　封面制作：王东坡
版式设计：天地鹏博　　　　　　责任印制：丁　艾

如有质量问题，请速与印务部联系　联系电话：010-57262361

定　　价：58.00 元

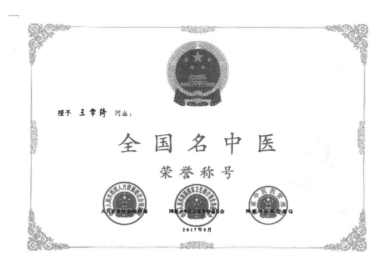

王常绮全国名中医荣誉证书

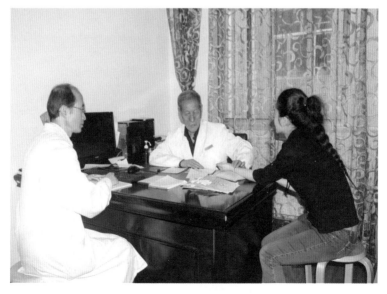

全国名中医王常绮正在为患者诊病

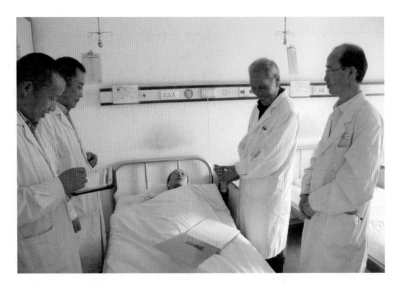

全国名中医王常绮带部分弟子查房

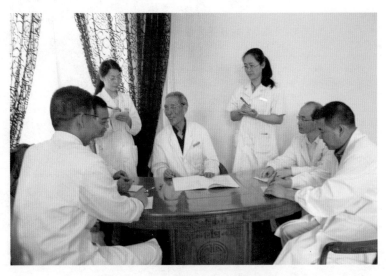

全国名中医王常绮正在为弟子们授课

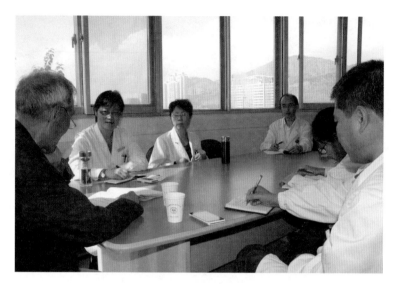

全国名中医王常绮正在带领弟子们开展病案讨论

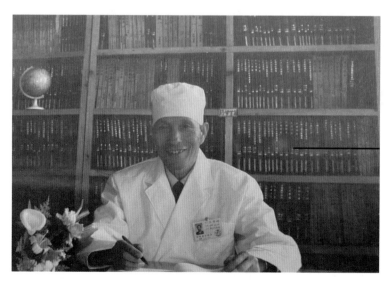

全国名中医王常绮风采

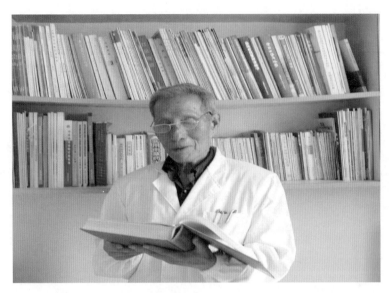

全国名中医王常绮正在查阅资料

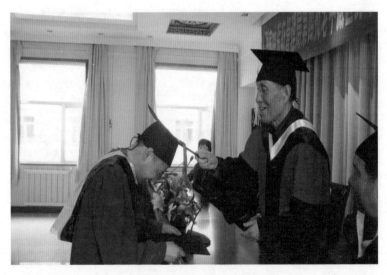

全国名中医王常绮学术经验继承工作之继承人硕士学位授予典礼现场

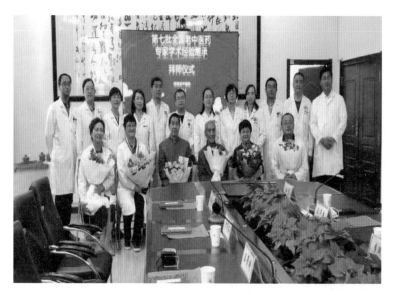

第七批全国老中医药专家学术经验继承之拜师仪式现场

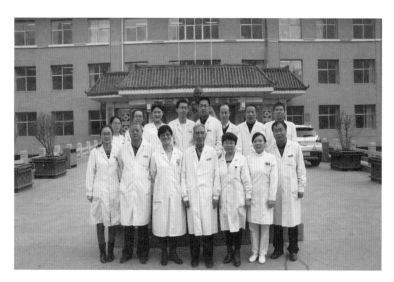

王常绮全国名中医传承工作室全体成员

## 编写委员会

名誉主编　王常绮

主　　编　李军茹　齐洪军

副 主 编　曲　宁

编　　委　殷得林　秦卫春　李福善

　　　　　马万援　高　东　宁玉凤

　　　　　王　娜　李燕杉　马　芳

　　　　　曹生海　李长国　曹迎凤

　　　　　牛晓骥　廖玲玲　艾军毅

　　　　　万晓燕　贾文玉　刘连生

　　　　　屈　红　陈　芳

　　全国名中医王常绮，为青海省首届名医，第四批、第五批及第七批全国老中医药专家学术经验继承工作指导老师，悬壶济世六十载，勤求古训，临证不辍，学有建树，造诣深厚，经验颇丰，学而不厌，诲人不倦，平易亲和，倍受推崇，擅治脾胃病及某些内科杂病（如癫痫、类风湿关节炎等），并积累了丰富的临床经验。为继承其说，弘扬其学，推广其法，今不遗余力，现将全国名中医王常绮治疗脾胃病及某些内科杂病的临床医案、验案100例编撰成册，以飨同道。在本书编撰过程中得到了各界领导、专家及相关同事的鼎力支持和无私帮助，在此表示诚挚谢意。

　　由于我们水平有限，时间仓促，经验不足，对全国名中医王常绮的临床经验领悟粗浅，错误不足在所难免，恳请广大读者给予批评斧正。

青海省中医院王常绮全国名中医传承工作室

2023年9月于西宁

# 编写人员说明

在青海省中医院各位领导的鼎力支持下，青海省中医院脾胃病科的工作人员以及全国名中医王常绮弟子共同参与了本书的编撰工作，经过一年的总结、整理，今日得以付梓问世，流传广播。参加本书编撰工作的人员有青海省中医院的李军茹、齐洪军、曲宁、殷得林、秦卫春、李福善、马万援、高东、宁玉凤、王娜、李燕杉、马芳、曹生海、李长国、曹迎风、牛晓骥、廖玲玲、万晓燕、贾文玉、刘连生、屈红、陈芳以及西宁市中医院的艾军毅。值此本书出版发行之际，谨向上述在本书编写出版工作中付出不懈努力和心血汗水的参编人员表示由衷的感谢！

青海省中医院王常绮全国名中医传承工作室
2023年9月于西宁

# 自序

余成年后毅然投身祖国医学，立志为民众解除病痛，勤求古训，虚心求教，博采众长，兼收并蓄，不坠青云之志，不辍勤勉之行，虽学资不敏，力犹不及，所幸能勤奋苦学，以勤补拙，积极实践而终有收获。自涉身医门，躬耕杏林六十载，认真探索，积累所得，治疗脾胃疾病及痹证、癫痫等杂病略有心得，稍有感悟。

余虽才学浅薄，功力粗陋，但愿以绵薄之力贡献于祖国医学事业，愿将经验积累共享与同道晚辈，若拙学浅识能对后学传薪者有所帮助与启发，则甚感欢欣。

余有幸被确定为第四批、第五批及第七批全国老中医药专家学术经验继承工作指导老师，现已传承教学十余载，授徒三届，尽己所能，倾力教授，提掖后辈，激励才俊，授业解惑，无所保留。今所传授弟子均学有所成，有所建树，故甚感欣慰。

经验需传承，薪火应相传，学术要光大，中医学术经验传承对中医事业的发展起到关键作用，应当坚持不懈，持之以恒地继续前行。

今喜闻院领导拨冗相助，鼎力组织多位弟子将本人的临证医案加以总结、整理，编撰出版，传于后学，余深感荣幸之至。在此，谨向所有支持合作的领导、同事、前辈、亲友以及参加本书编写的弟子们致以诚挚感谢！

余之弟子勤奋好学，善于总结，勤于实践，努力致力于中医学术思想与临证经验的传承发扬，余欣喜之余，应弟子之邀，欣然为本书作序。

2023年9月于西宁

# 目录

# 第一章

# 全国名中医王常绮小传

全国名中医王常绮，汉族，字理记，山东泗水县人，1938年10月生人，中医内科主任医师，青海省名医，第四批、第五批及第七批全国老中医药专家临床经验继承工作指导老师，悬壶济世六十载，勤求古训，临证不辍，学有建树，造诣深厚，理论独到，经验颇丰，业绩卓著，声名远播，学而不厌，诲人不倦，慈心闵怀，虚怀若谷，平易亲和，广受尊崇。全国名中医王常绮之祖父身为清末秀才，学识渊博，王老自幼耳濡目染，深受祖父才学品行的熏陶影响，伺立祖父旁侧，咏诵熟读《百家姓》《三字经》《论语》，积累奠定了良好扎实的古文学基础。新中国成立后于公办学校刻苦求学，学至高中，顺利毕业，闲暇之时兼务农耕，时值农村乡野条件艰苦，缺医少药，众多患者有病难医，目睹病痛，感同身受，及稍长初识世事，便立志学医，献身医学，以解除民众疾苦为己任，愿为天下病痛鞠躬尽瘁。1959年9月毅然离家，慷慨西行，为医学之誓，孤身投奔行医于青海某职工医院之堂兄，遂于当年10月，入青海卫校中医班勤奋苦学，启中医学之蒙聩，历经四载以优良成绩顺利毕业。1963年11月分配至青海省中医院内科工作，入医门，初悬壶，深感学识浅薄，医道不逮，潜心苦读《黄帝内经》《金匮要略》等古籍经典，渐悟医理，渐通医道，医技日精，志愿益坚，为以后临证遣方打下深厚理论基础，此后仍痴心不改，勤学不倦，勇于求索，医名大振，求诊者如潮。虽经磨炼仍自感医治脾胃病经验尚显不足，未臻完善，遂拜青海名医王慕康主任医师为师，以磨砺医技，止于至善。王氏医底深厚，精通《脾胃论》，重视调理脾胃，熟谙脾胃病治疗之道，三载寒暑伺诊案畔，孜孜以求，虚心求教，终深得王慕康老中医之真传，并积极参与编写了王慕康老中医临床经验与学术思想专著——《中医临证撮要》，于1980年1月由青海人民出版社出版发行，将王慕康老中医临床经验传于后学，发扬光大。出师后，不忘奋勉，毫不懈怠，勤求古训，研读经典，重温《脾胃论》，自修西医，以求融汇古今，贯通中西。为厚积薄发，1977年10月远赴广西中医学院进修深造一年，学成归来经与临床实践深入结合，不懈探索，对王慕康老中医的学术思想与临床经验加以充实、阐发，医术得以不断提高，求医者络绎不绝，疗效颇佳，广受好评。为学有所长，业有专攻，于多年实践后王老遂将脾胃病的中医诊治确立为医疗生涯的主攻方向，经反复锤炼，多方摸索，逐步形成诊疗脾胃病的重要学术思想及独特临床经验，对类风湿性关节炎、癫痫等内科疑难杂病的诊治亦得心应手，颇有建树。临证之余，涉身科研，严谨求实，收获颇丰，曾参与国家"七五"攻关课题（类风湿关节炎机理的研究），获得国家科技进步三等奖，撰写论文23篇，其中3篇获优秀论文奖。王老德艺双馨，甘于奉献，勤奋敬业，深受赞誉，曾先后五次被评为青海省中医院先进工作者，

1998年荣获"青海省人民的好医生""青海名老中医"等光荣称号。

王老医术精湛，宽厚诚恳，精通管理，善理人事，曾先后担任青海省中医院内科主任、医务科科长、业务副院长，中华中医药学会脾胃病专业委员会委员，中华中医药学会各家学说委员会委员，中华中医药学会名医研究会委员，青海省中医药学会常务理事，青海省针灸学会理事长等职。曾在青海医学院中医系、西宁卫校举办的青海西医离职学习中医班及陕西省函授学院青海分站担任《黄帝内经》及《中医基础理论》的授课任教任务。此外，王老曾在20世纪80年代初期至中期由青海省中医学会组织举办的为期三期的青海省中医经典著作学习班担任《黄帝内经》的授课任务。

全国名中医王常绮非常重视继承经典理论，强调只有在继承经典的基础上才能做到中医理论的创新和发展，从而使中医学术保持旺盛的生命力。全国名中医王常绮指出，学习经典著作不仅要熟读记忆，还要深刻领悟经典的精神实质和内涵。所以主张，作为当代中医，要发扬这一优良传统，"发皇古义、融会新知"，在继承经典理论的同时，还要努力吸收现代科学研究成果，把现代科技的优秀成果融入到传统的中医理论中来，以具备更活跃的思维和更开阔的视野，不断加以创新，才能使中医学不断前进和发展。

全国名中医王常绮数十年来始终以《大医精诚》为行医之准则，"见彼苦恼，若己有之"，经常教导我们，"医者仁心""医乃仁术"，对中医要"饱学"，对患者要"敬畏"，不顾年事已高，常年开展门诊工作，坚持工作在临床一线。对于每位患者，他都不厌其烦地交代饮食起居注意事项，对一些失去治疗信心的患者，他常常关怀鼓励，使患者重新燃起希望和信心。全国名中医王常绮深怀仁爱之心，以治病救人，解除患者痛苦为己任，充分展现了一位名老中医所具备的高尚职业道德。王老提倡《脾胃论》重脾胃思想，赞同脾胃为气血生化之源，人身正气之本，善用补药，认为脾胃强健，正气充足，抗邪有力，自能减少疾病的发生，临床治疗时注重固护正气，治病不伤人。

王老对后学不断奖掖、提携、鼓励、循循善诱，在同行和患者中广泛正面推介后生晚学，体现了前辈医家的宽阔胸襟、高风亮节和大家风范。

# 第二章

# 跟师经验与心得体会

　　王老善于寻找四诊信息的"关键点"，精于辨证论治，指出中医四诊是医者调查、分析、研究疾病所出现的各种信息升华成的四种大法，在搜集、综合、归纳临床信息时应四诊合参，对脾胃病及其他病证舌诊脉诊非常重视，认为必要时亦有舍脉从证和舍证从脉之法。我跟师后深刻体会到只有辨证准确，才能提高疗效，在王老指点下对舌诊、脉诊有了更加准确深入的认识。若舌体胖大，苔腻，诊得脾胃脉弦，系逆脉，为木郁克土脾胃病久不愈之证；若脉弦细，舌质淡，舌体肥，则多属脾虚肝郁日久，化热伤阴，易出现妇女更年期综合征等等。多位同门通过师承于青海省名中医王常绮主任医师，认真总结继承王老的临床经验，受益匪浅，医德医技在继承中得到了进一步升华。

## 一、目的明确，保证了继承学习圆满完成

　　继承工作初始，我们师生就坐下来逐字逐句、认认真真地学习了国家"两部一局"有关继承学习的文件精神。认识到，师承工作是国家为抢救老中医学术经验采取的紧急措施，这是

关系到中医事业的生存与发展的大事，是中医事业的百年大计。所以继承老师的学术经验，不仅是学生个人提高医技的事，更重要的是党和人民交给我们的一项政治任务，我们没有理由不把它学好。国家制定的师承方针，就是让学生在老师身旁随师学习，将老师的学术思想与诊疗技术继承下来，特别是为了让老师的一些学术专长发扬光大。这就要求我们在学习中必须全身心地投入，明确学习目的，端正学习态度，才能切实搞好这项工作。正因为端正了学习的目的和态度，所以我们保质保量地圆满完成了三年的继承学习。

## 二、双重继承，医德医技得到了进一步升华

在师承过程中，我们不但学习到老师的独到的学术思想与丰富的临床经验，更重要的是把老师高尚的职业道德与良好的医疗作风学到手。在师承学习中，老师给我们上的第一堂课，就是强调要树立"患者即亲人，患者即上帝"观念，要具有为事业献身和全心全意为人民服务的精神。老师这样要求我们，在临床上他自己也是以此为信条，处处为我们做榜样。无论贵贱贫富、华夷智愚、地位高低，他皆一视同仁。遇上家境特别贫困的，老师还常常免费为他们诊治。他反复告诫我们，在医德与医术的天平上应当两者并重，向任何一方倾斜，都不是一名好医生。在老师的感染下，我们更能体察患者的心情了，对待患者的态度更加和蔼了，平时也会多从患者的角度去考虑问题了。老师还把自己珍藏的大量医籍与病案，以及自己的学习笔记毫无保留地拿出来，供我们学习参考。他这种无私奉献的精神深深打动了我们，带动着我们在工作中设身处地为患者着

想，尽可能以最低的代价获取最好的疗效。正因为有这样的好老师带教，才使我们在医德方面获益匪浅。在师承过程中，我们每周坚持两天以上在门诊跟师侍诊，有时跟师抄方，有时自己先诊察用药处理，然后老师再诊，比较和老师诊察的差距。我们坚持每次跟师侍诊都做好侍诊笔记，把体会一点一滴地积累下来，每月归纳成千余字笔记 1 篇，认真书写好专科正规病历，并及时总结老师的学术经验和自己的学习心得体会。三年中，在老师的指导下，我阅读了中医四大经典及《脾胃论》等古典医籍，书写了大量读书笔记及读后感，完成论文2篇，均发表于《四川中医》。将老师的临床经验从实践中学到手，并进行系统的总结，上升到理论，然后再反过来指导我们独立临床实践，使我们在医技上有了长足的进步，来求诊的患者也日益增多了。

## 三、勤奋刻苦学习，使继承取得好的成效，老师自学有恒，治学有方

我们将王老的治学方法总结归纳为"八勤""四步"法。"八勤"包含勤问、勤览、勤见、勤访、勤思、勤记、勤用、勤写，为基本治学法；"四步"是学、记、整、用。继承学习只有三年时间，要想在这短暂的三年中把导师多年，甚至是一生积累的学术精华学到，谈何容易。因此，我遵照老师的治学方法，坚持抓紧点滴时间，争分夺秒，见缝插针来学习。平时认真写好跟师笔记，到有一定积累时，把老师的经验与自己的体会整理成文稿。我认为这样才能把老师的经验真正学到手，并且通过自己的归纳整理，更容易学以致用。只有勤奋

学习，及时总结，才能切实把老师的学术精华学到学好，才能真正由临床模仿的"形似"，转化为运用老师所授的基本诊疗思想和独特的辨证论治经验去处理千变万化的疑难杂症的"神似"。

## 四、继承与发扬并重，让中医药造福千秋万代

继承学习的目标是继承人基本掌握老师的学术经验与技术专长，其临床疗效基本达到老师的水平，但继承的目的绝不仅此。国家制定继承学习的政策及目的是为了继承和发扬祖国医学的宝贵遗产，造就一代又一代的新的名中医。因此，作为继承人，我们不能以学到老师的学术精华为满足，而要把老师的学术思想、学术经验发扬光大，对老师的学术思想和主张要有所发挥，有所创新。截至2015年2月，本人跟师临床130个工作日，完成跟师学习笔记102次，其中质优者达65次以上，完成学习心得体会、经验整理（月记）26篇，每篇字数1000字以上，独立开展临床实践累计达176个工作日。在老师的孜孜不倦带教下，我们收获甚丰，获益匪浅。回顾师承历程，深感入室求学获得真传不易，发扬创新尤难；只有师生同心，教学相长，才能继承创新，修成正果。尽管继承学习取得了不少成绩，但是继承学习也存在一些问题，例如因病房工作繁重，还是对继承学习有一些干扰影响的，好在我们和老师在一个单位工作，三年继承学习虽然结束，但我们仍然会继续坚持深入学习和整理老师的学术思想和经验。放眼未来，任重而道远。我们将时时以老师的治学精神激励自己，在今后工作中有所创新、有所建树，才真正无愧于老师的无私奉献。千里之行，始

于足下，我们要克服困难，增强责任感，继承老师学术思想和经验，不断发扬光大，让中医药造福千秋万代。

——第四批全国老中医药专家王常绮学术经验继承人艾军毅主任医师

第三章

# 全国名中医王常绮临床经验与典型病案撷芳

全国名中医王常绮,早年从医,悬壶济世六十载,谨遵古训,博览医籍,探幽发微,躬身自省,敏而好学,立论独到,著述颇丰,自成一派,手段老练,经验深厚,辨证精准,用药精微,临危不乱,从容应对,治愈众多,广受赞誉,长于治疗脾胃疾病及某些内科杂病,积累了非常丰富的辨证治疗经验,疗效显著,多有效验。其治疗脾胃病及某些内科杂病重要独特的学术思想及临证经验值得后辈认真加以继承总结,提炼升华,细细揣摩,用心学习,传承发扬。现将全国名中医王常绮治疗脾胃病及某些内科杂病的重要学术思想及临床辨证用药经验分述如下。

## 第一节　明辨虚实,遵从病机,
## 重在健脾,谨调气机

闻道有先后,术业有专攻,全国名中医王常绮工于脾胃,最为擅长治疗脾胃疾病,用药以量重味多、兼顾多端、全面妥贴、不失偏颇为重要特色，治疗胃脘疾病（包括西医慢性浅表性胃炎、慢性萎缩性胃炎、消化性溃疡、胆汁反流性胃炎、反流性食管炎、功能性消化不良等）经验丰富，屡屡获效，求医者络绎不绝。尤其对于治疗慢性萎缩性胃炎颇有心得，匠心独具，疗效卓著，深受好评。因全国名中医王常绮最擅治疗慢性萎缩性胃炎，因此以慢性萎缩性胃炎为重点就王老治疗胃脘疾病的重要学术思想及临证经验整理总结如下。

## 一、全国名中医王常绮治疗慢性萎缩性胃炎的临床经验总结

### （一）全国名中医王常绮对慢性萎缩性胃炎病因病机的认识

全国名中医王常绮临证擅治慢性萎缩性胃炎，在长期临床实践中处处用心，时时揣摩，笃学勤勉，通过长年的不懈探索与积累，博采众长，兼收并蓄，去芜存菁，认真借鉴吸取历代医家的学术观点与实践认识，对慢性萎缩性胃炎的病因病机深有感悟，颇有心得，逐步形成了有关慢性萎缩性胃炎病因病机系统完整的学术观点及理论认识，这些学术观点与理论认识全面集中地反映了王老诊治慢性萎缩性胃炎的重要学术思想，对临床诊治慢性萎缩性胃具有深刻重要的指导作用与实践意义。

王老认为慢性萎缩性胃炎以胃脘痞满（痛或不痛），食后胀满，胃中嘈杂，时有嗳气，食纳减少、消瘦乏力等为主要临床表现，依其主要临床表现，慢性萎缩性胃炎应属中医"胃脘痛""胃痞""痞满""嘈杂""嗳气"等范畴。谈及慢性萎缩性胃炎的病因，王老通过长年的临床观察与研究积累，认为慢性萎缩性胃炎的病因不外乎以下几个方面：一为饮食所伤，

或贪恣生冷，嗜食炙煿，或喜好肥甘，快意辛辣，或妄饮酒浆，饮食不节，或饥饱无常，节食暴瘦，或食不厌精，惯食夜宵，或喜食腌熏，过食酸渍，凡此种种，日久则损伤脾胃，贻害中焦；二为情志所伤，或忧思抑郁，或恼怒愤懑，或悲伤寡欢，或急躁焦虑，以上情形，久则情志不遂，肝失疏泄，横逆犯胃，损害中焦；三为劳逸无常，作息无时，或以妄为常，过劳努力，或安逸无劳，四体不勤，上述失常，久亦耗气伤脾，祸害中焦；四为久服药物，药毒伤胃；五为寒温不适，外邪伤胃；六为疫毒害胃（幽门螺杆菌感染伤胃）；七为其他脏腑久病，日久损及脾胃。以上病因最终均可损害脾胃而致脾胃虚弱，中气亏虚。

论及慢性萎缩性胃炎的病机关键，王老认为其病机总不离本虚标实，虚实夹杂，寒热错杂，其本多为脾胃气虚，或脾胃虚寒，或脾肾阳虚，或胃阴亏虚，或气阴两虚，其标则多为气滞、血瘀、寒凝、热毒、湿浊、湿热、食积等。王老同时指出上述诸如气滞、血瘀、寒凝、热毒、湿浊、湿热、食积等标实之证，既为慢性萎缩性胃炎的致病因素，亦可成为慢性萎缩性胃炎的病理产物，致病因素与病理产物两者之间互为因果，相互影响，每种标实邪气亦可相互影响，相互转化，环环相扣，如环无端，共同引发和促进疾病的发生发展。

### （二）全国名中医王常绮治疗慢性萎缩性胃炎的治疗原则 与思路

王老强调指出上述所论及的慢性萎缩性胃炎病因病机中的本虚与标实可相互影响，互为因果，病初可因实致虚，病久则因虚致实，尽管病变不同阶段虚实标本不同，但多本虚标实，虚实并存，标本互见，寒热错杂，或以标实为主，或以本虚为主，变化多端，使得该病病机更趋纷繁复杂，治疗亦当辨明虚实，分清标本，视标本虚实之不同，制订相应的治疗原则，做到有的放矢，切中病机，攻补得宜，标本兼顾，治则治法有所侧重，攻邪补虚有主有次，有先有后，或补虚为主，祛邪为辅，或祛邪为主，补虚为辅，或先攻邪，后扶正，或先补虚，后祛邪，或标本兼顾，攻补兼施，寒热并用，总以中医辨证为治疗依据，以取得良好疗效，做到祛邪不伤正，补虚不留邪。

就具体治法而言，王老临证之时，补虚以补益脾胃、温中补虚、益气养阴、温补脾肾为主；邪实当中尤重气滞、血瘀、热毒、湿浊，认为四者相互影响，互为因果，相互并存，尤其气滞血瘀常常同时存在，治疗首重理气活血，据此理气行气、活血化瘀、化湿降浊、清热解毒成为王老治疗标证的常用之法。此外，王老认为慢性萎缩性胃炎病初多实，以标实为突出表现，而正气亏虚，脾胃虚弱多不显著；病变略久，则多本虚标实，虚实夹杂，寒热错杂；病变日久，则以正气不足，脾胃虚弱为主要病机表现，或脾胃气虚，或脾胃虚寒，或脾肾阳虚，或胃阴亏虚，或气阴两虚，可夹杂有气滞、血瘀、寒凝、热毒、湿浊、湿热、食积等标实之证。王老擅于依据慢性萎缩性胃炎病程的不同阶段及病势的轻重缓急确立治疗法则，病初多实，急则治其标，以祛邪为主；中间阶段则标本兼顾，攻补兼施；疾病后期，病程日久，以正虚为主要表现，缓则治其本，以补虚扶正为主，若存在标实之证，则视标实兼夹之不同，在补虚扶正的同时分别给予理气、活血、清热、化湿、消积等法治疗，以兼顾标实。王老临床治疗时谨遵以上治疗法则治疗慢性萎缩性胃炎，切中病机，稳妥周全，收到良好疗效。

王老治疗慢性萎缩性胃炎的治疗原则与辨证思路主要体现在以下两个方面。

**一是审证求因，虚是本质，滞是核心。**

王老认为慢性萎缩性胃炎是由于外感邪气、饮食不节、劳倦过度、情志失调等原因伤及脾胃，所致脾胃功能的紊乱，升降失司，日久脾胃虚弱，或脾胃素虚，内外之邪相乘，脾失运化，水湿停聚，耗伤津液，渐至胃阴亏虚；脾气亏虚，若复感寒邪，脾失温煦，致脾阳亏虚。胃为多气多血之府，胃病之初期尚在气分，日久入血，发展至萎缩性胃炎时，瘀血之象渐现。"久病多瘀"，一方面慢性萎缩性胃炎患者因肝脾胃功能的失和，导致气机不畅，必然引起血行壅滞，产生血瘀征象；另一方面慢性萎缩性胃炎患者一般病情迁延，渐致脾胃气虚，气为血之帅，气虚无力助血运行，而致血瘀。王老认为慢性萎缩性胃炎的基本病机是气机郁滞、湿浊中阻、瘀血停滞、阴液亏虚等相互影响，最终导致胃气失和，气机不利，胃失濡养，胃络瘀阻，认为病机关键是虚、滞、瘀，强调虚是本质，滞是核心。本虚主要为脾胃亏虚，脾亏虚于阳气，胃亏虚于阴液，此为发病的前提和本质；标实多为虚损之后所继发，主要表现在两个方面：①脾气亏虚，血失鼓动，郁滞成瘀而阻络；②脾失健运，湿浊不化，痰湿停聚。其中脾胃亏损是本病较为突出的病理表现，胃阴亏损加胃络瘀阻，胃失于滋润濡养，是导致胃腺体萎缩的重要病机。

**二是辨证论治，补虚祛瘀是大法。**

王老治疗慢性萎缩性胃炎，首重辨证论治，根据慢性萎缩性胃炎的特点，临床上分为肝胃不和型、脾虚湿盛型、脾胃虚寒型、胃阴不足型四个常见类型。其辨证要点和治则治法如下。

肝胃不和型：胃脘胀满不适，撑胀连胁，嗳气嘈杂，每因情志不畅诱发或加重，苔多薄白，脉沉弦。肝喜调达而恶抑郁，若情志不舒，肝失疏泄，胁为肝经走行之所，故撑胀连胁；肝郁横逆犯胃，胃失和降，则胃脘胀满不适，嗳气嘈杂；情志不和，则肝郁愈甚，所以每因情志不畅而诱发或加重。治疗当疏肝和胃，佐以活血化瘀。方选柴胡疏肝散加减，药用柴胡、芍药、郁金、香附、陈皮、枳壳、甘草、黄连、吴茱萸、丹参、当归。纳差者加神曲、麦芽之类；若有肝郁化热之象，忌投大苦大寒之品，酌加疏肝清热之品。本型属慢性萎缩性胃炎早期，瘀血之象方显或较轻，不宜用活血化瘀之峻剂，可酌加丹参、当归、赤芍等活血化瘀之类,且用量宜轻，活血不伤正。

脾虚湿盛型：胃脘胀痛，食后胀闷痞满，纳差食少，口中黏腻，面色萎黄，神疲乏力，便溏或腹泻，舌质淡红，苔薄白，脉细滑。脾胃虚弱，运化失司，水谷不化，则胃脘胀痛，纳差，大便稀溏，食后胀闷痞满；脾虚湿积，上泛于口，则口中黏腻；脾虚气血生化无源，则面色萎黄，神疲乏力。治宜益气健脾，化湿和胃。方选四君子汤合平胃散化裁，药用苍术、厚朴、白豆蔻、山药、砂仁、法半夏、佛手、紫苏梗、党参、茯苓、白术、甘草，纳差加山楂、麦芽、鸡内金、槟榔，消食和胃；另可酌加丹参、赤芍、当归、鸡血藤等活血补血之品，一则补血生气以健脾，二则血行气利助化湿，三则活血化瘀以除慢性萎缩性胃炎初期之瘀血。若兼见泄泻者，为脾虚湿盛，可用收敛固涩之品，如乌梅炭、石榴皮等，如有外邪则慎用，以防闭门留寇。

脾胃虚寒型：胃脘胀痛隐隐，喜按喜揉，纳呆，口淡无味，面色淡白，疲乏无力，大便溏薄，舌质淡暗，苔薄白，脉濡弱。脾胃虚寒，脾阳不足，胃失于温煦，故胃脘胀痛隐隐；气得按则行，则疼痛喜揉喜按，如《景岳全书》曰："痛有虚实……辨之之法，但当察其可按者为虚……"脾阳亏虚，"太阴湿土得阳始运"，脾阳虚运化乏力，则纳呆，口淡无味；脾胃为气血生化之源，脾胃虚弱，气血亏虚，则面色淡白，疲乏无力；脾失健运，则大便溏薄；舌质淡暗，有寒凝血瘀之象。治宜温中健脾，佐以活血化瘀。方选黄芪建中汤加减，药用黄芪、桂枝、白芍、人参、白术、炮姜、乌药、小茴香、炙甘草，若见大便频数者，酌加石榴皮、乌梅炭之类。另可酌加三棱、莪术、三七粉、红花等活血化瘀之峻剂。

胃阴不足型：胃脘胀痛隐隐，饥不欲食，嘈杂，大便干结，口干，舌暗红少津，脉细数。胃病日久，郁热伤阴，胃失所养，则胃脘胀痛隐隐，似饥而不欲食；胃阴亏虚，胃失和降，则嘈杂不适；阴虚津亏，上不能泽口，则口干，下不能润肠，则便干；舌暗红为血瘀之象。治宜滋阴养胃，佐以活血化瘀。方用麦门冬汤化裁，药用人参、麦冬、粳米、甘草、石斛、沙参、玉竹等，若便干加瓜蒌仁、火麻仁等。胃阴亏虚，脉道枯涩，血流瘀滞，加当归、郁金、丹参活血之类，慎用川芎、姜黄、莪术辛温走窜之剂。

此外，还应重视饮食调摄，饮食以清淡为宜，少食辛辣刺激（蒜、韭菜、羊肉等），保持乐观，心情舒畅，适当体育锻炼。

### （三）全国名中医王常绮治疗慢性萎缩性胃炎的临床经验 与用药特色

1. 调畅气机，升降并用

全国名中医王常绮治疗慢性萎缩性胃炎重视调畅气机，升降并用，其此方面的临床经验与用药特色如下。

慢性萎缩性胃炎虽病变部位多涉及脾、胃，然终究为胃脘病变，病变部位仍多在于胃，从病机而言，较之脾不升清，胃失和降更为常见，因此临证治疗仍以和胃降气为其主流，兼以升举清阳，临床实际升清之法终较为少用，且升清同时也必合用少量降气和胃之剂，使升中有降，勿使升举太过，方可用药无偏，实为周全之法。

细察王老调理气机升降的用药习惯，可知其在降气和胃时多选紫苏梗、柿蒂、降香、厚朴、厚朴花、枳实、枳壳、陈皮、青皮、木香、香附、香橼、佛手、槟榔、莪术、莱菔子、二丑、郁金、瓜蒌、旋覆花、代赭石、藿香、佩兰、白豆蔻、草豆蔻、生白术、白芍等，以和胃降逆，理气消食，芳香降浊；升举脾阳时惯用柴胡、升麻、葛根、桔梗等，以升清举陷。总结王老调畅气机的治疗理念及学术思想，不难发现王老十分擅于依据病势轻重缓急之不同，决定降气理气药的用药力度及迟速轻重，如同属实证，同为胃失和降，气机阻滞，若病情重，病势急，出现较为明显的痞满燥实之证，则选用理气破气降逆重剂，如厚朴、枳实、槟榔、莪术、二丑、莱菔子、青皮等，且往往药量较大，短期使用，以求速效，缓解病痛，但王老同时指出此类理气破气药药性较为峻猛，性燥耗气，峻烈破气，只可短期应用，中病即止，不可长期大量使用，以防破气耗气，耗伤正气，损伤脾胃，反于治病不利；若中焦脾胃气机失调，胃气不降，但病情轻，病势缓，症状不著，则不必操之过急，避免选择破气重剂，选用诸如紫苏梗、柿蒂、降香、厚朴花、枳壳、陈皮、木香、香附、香橼、佛手、郁金等理气性缓之品即可，时刻顾护脾胃，应用时间稍长无妨，以徐图缓治，方为稳妥之计。此外，王老必依中医辨证之不同，在辨证治疗中寓以调畅气机之法，如治疗虚寒呕吐恶心，则选用丁香、柿蒂、干姜等；治疗胃热呕吐恶心，则多用枇杷叶、白茅根、芦根、竹茹、黄连、黄芩、陈皮等，然无论虚寒呕吐抑或胃热呕吐，在辨证用药治疗的基础上必加用一至两味理气降逆、和胃止呕之品，如紫苏梗、枳壳、降香、佛手、厚朴等，使辨证论治与调理气机紧密结合，相互为用，相得益彰。

值得注意的是，王老在调畅中焦气机时喜用清灵平和之品，少用温燥或辛温之品，以防伤胃，如喜用香橼、佛手、厚朴花、紫苏梗等，实为用药而不伤正，治病而不遗患之举。在领悟王老调畅中焦气机的治疗用药特色时，我们可以看到无论中医辨证如何，临床症见恶心、呕吐、嗳气、呃逆时，王老每每必用旋覆花与代赭石这一药对，于简单用药中即寓调畅之法，升降之意，平淡而神奇，简约而奇巧，其中旋覆花质轻而清扬，用量宜轻，代赭石质重而沉降，用量宜大，两者一升一降，升中有降，降中有升，很好地体现了王老调畅气机时的治疗观念与用药旨意。王老临证使用旋覆花与代赭石这一药对时，常常与降香同用，以进一步增强和胃降逆之力，值得在临床之中加以注意和应用。值得提及的是王老指出临床治疗肝气横逆犯胃，肝胃不和，肝气上逆时，不可一味平肝降逆，而应柔肝以平肝，临证之时常选用白芍、当归等以养血柔肝，此为王老经验之谈，需在临床实践中细心体会品味。

总之，王老在治疗慢性萎缩性胃炎时，必用调畅气机之法，升降并用，贯穿始终，又勿使升降太过，正所谓"治中焦如衡，非平不安"，调畅气机实为治疗慢性萎缩性胃炎的重要法则，王老这一重要学术思想需要在临床实践中细细体会学习。

2. 治本为主，重在扶正

王老治疗慢性萎缩性胃炎在祛邪的同时，更加注重补虚扶正之法的应用，将其置于更高的地位加以灵活施用，以扶正补虚，培补脾胃。依据临床实际，脾胃虚弱者较为多见，而胃阴亏虚及气阴两虚者则相对少见，故在临证治疗用药时补益脾胃相对运用较多。王老临证之时，对于脾胃虚弱或虚寒，则多选用香砂六君子汤、补中益气汤、黄芪建中汤、理中汤、小建中汤、大建中汤、参苓白术散等随证加减，灵活化裁，以健脾益气，醒脾和胃，温补中焦，芳香化湿；对于胃阴亏虚，则惯用益胃汤、沙参麦门冬汤等遣方用药，临证活用，以益胃生津，养阴滋补；对于气阴两虚，则多选用太子参、茯苓、白术、沙参、麦冬、黄精、百合、玉竹、石斛、黄芪等药以气阴双补，健脾助运。

此外，王老凡临证治疗慢性萎缩性胃炎喜用山药，擅用活用此药，一味山药不仅健脾，且能补肾，另外山药含有较多黏液，煎煮后黏液释出，其性黏而不滞，具有显著的保护胃黏膜的作用，于治疗慢性萎缩性胃炎颇为适宜。王老深知其中真味，临证时每每加用山药，于治疗慢性萎缩性胃炎大有裨益，多有良效。

王老在治疗慢性萎缩性胃炎时虽然擅于滋补，但从不一味呆补，而是非常擅于依据患者病因病机，中医辨证，病程长短，病势缓急，虚实侧重，虚实的因果关系，以及兼夹证之不同等多种具体而复杂的情况和关系，巧妙而准确地把握和决定滋补的时机与分量，做到补而不腻，滋而不滞，时刻牢记杜绝闭门留寇，滋腻碍胃，增湿聚痰，壅滞气机，瘀阻血脉，遏阻阳气等弊端与后患，从而病去而不留邪，治病而不遗祸。王老认为脾主运化，若脾胃虚弱，运化失健，水湿及水谷不化，则脾虚湿蕴；脾虚多湿，食积内停，因虚而致实；湿浊内蕴，则阻碍气血而致气滞血瘀；湿浊内蕴，气机阻滞，瘀血阻络，郁久化热而致湿热内蕴，热毒内炽。从而虚实相互作用，互为因果，因虚致实，因实致虚，如环无端，共同促进了慢性萎缩性胃炎的发生与发展。从上述王老的临床实践与理论认识中，可以看出王老始终认为慢性萎缩性胃炎多虚实夹杂，本虚标实，虚多实少，脾虚则必夹有湿浊、气滞、血瘀、湿热、热毒、食积等实邪，病机虽以正虚为主，但亦不忘实邪夹杂并存，治疗时以补虚扶正为要，但亦应兼顾祛邪，视夹杂实邪之不同而分别给予化湿降浊、理气活血、清热解毒、消食化积、清热化湿等法，攻补兼施，相辅相成，则邪去而脾健，以取得更为显著、快捷的疗效，反对一味滋补，提倡运补、健补、清补之法。脾主运化，脾喜燥而恶湿，脾虚则易致湿浊内蕴，食积停滞，气滞血瘀，因此王老在补脾健脾时，多加用少量芳香化湿、降浊醒脾、理气活血、清热解毒之品，诸如藿香、佩兰、薏苡仁、砂仁、白豆蔻、草豆蔻、陈皮、法半夏、香橼、木香、厚朴花、枳壳、甘松、香附、郁金、柴胡、川芎、丹参、牡丹皮、麦芽、鸡内金、焦山楂、蒲公英、白花蛇舌草、黄芩、连翘等具上述几种不同功效的药物，以防滋补之药困脾、滞脾，滋腻碍胃、阻遏气血。上述药物视兼夹证之不同，分别对应选用一两味即可，无需多用，便有良效，若夹有两种以上兼夹证者，则选用两种以上对应之药即可。至于兼夹证的辨证要点，临证可知，不必赘言。王老十分擅于依据病程长短、病势缓急，虚实侧重，虚实的因果关系等不同情况，斟酌滋补的时机与轻重，以及攻补的先后，如病程短，病势急，以实为主，则以祛邪为主、为先，后给予补虚扶正；若病程长，病势缓，以虚为主，则补虚为主，兼以祛邪；因虚致实，则补虚为主，兼以祛邪；因实致虚，则攻补兼施。以上种种情况攻补的侧重先后，当遵循中医治疗法则，王老亦遵之，自不必详述。

　　总之，王老治疗慢性萎缩性胃炎虽明辨虚实，详查虚实孰多孰少而谨守辨证用药，但总认为正亏本虚为慢性萎缩性胃炎的病机根本，为治疗该病的宗旨与准绳，王老不舍根本，紧扣首要，切中肯綮，始终将扶正补虚作为治疗慢性萎缩性胃炎的根本法则，贯彻于临床，灵活运用，屡有良效。虽然王老在治疗慢性萎缩性胃炎时十分注重与强调补正扶虚的应用，但从不故步自封而走向极端，相反王老在临证之时一向遵循辨证论治这一根本宗旨，总能明辨病机，准确辨证，非常擅于依据虚实的轻重多寡，在每一例病案的治疗中将祛邪与扶正加以辨证统一地有机应用，祛邪以扶正，扶正以祛邪，祛邪而不失时机，补正而不偏执，当攻则攻，当补则补，从不将补正与祛邪对立起来，做到祛邪而不伤正，扶正而不留邪，在全面中把握重点，即以补虚扶正为治疗的中心与重点，但从不排斥祛除实邪，这便是王老治疗胃脘部疾病，乃至内科疾病的重要治疗理念与学术思想，值得在临床慢慢体会应用。

3. 芳香醒脾，和胃降浊

脾喜燥而恶湿，王老在应用化湿之法时，多选用芳香醒脾、化湿降浊、淡渗化湿、性平温和之品，如喜用诸如藿香、佩兰、砂仁、白豆蔻、草豆蔻、白芷、茯苓、白术、薏苡仁、荷叶、厚朴花、苍术、猪苓等，以依从脾脏之生理本性和喜好，起到相得益彰之效，同时避免选用药性峻猛之品而耗伤正气，损伤脾胃，时刻注意顾护脾胃之气。再次，王老认为慢性萎缩性胃炎久病则脾胃多虚，脾虚则水湿不化，聚而生痰，即病久生痰，因此王老在临证治疗久病之慢性萎缩性胃炎时，认为多有痰浊，往往加用陈皮、法半夏、川贝母、制胆星等化痰之品，以剔除病邪。

另外，王老喜用以植物成熟果实及种子入药的药物来化湿降浊，如砂仁、白豆蔻、草豆蔻、草果等，且若湿浊较重，则每每白豆蔻、草豆蔻合用，以加强化湿之力，此为王老在应用化湿之法时的重要用药特色。值得提及的是，王老在应用上述化湿降浊药物疗效不佳，仍湿浊难化，舌苔厚腻不退，症状不减时，常加用莱菔子，使湿浊从大肠而去，往往可收到良好疗效。王老在治疗慢性萎缩性胃炎时虽然擅用化湿健脾之法，但化湿燥湿之药究竟多属辛温、苦温、香燥之品，易伤津耗气，不宜过用、久用、重用，依据病情选用两到四味便可，切忌连篇累牍，堆砌叠用，同时王老在应用化湿降浊之品时，必适当配伍养阴生津药，如百合、沙参、麦冬、太子参等，选用其中一两味即可，以润燥相济，防温燥化湿之品耗气伤津，时时强调顾护正气，祛邪而不伤正，用药而不留后患。

总之，王老临床治疗慢性萎缩性胃炎十分注重化湿健脾，芳香醒脾之法的运用，擅于运脾、醒脾，补而不滞，滋而不腻，补虚扶正之中寓运化之法，化湿降浊之法显健运之机，切中要害，着眼根本，可谓慢性萎缩性胃炎的治疗要法，需在临床中加以贯彻应用。

4. 气血同治，重在化瘀

王老治疗慢性萎缩性胃炎务必理气活血，化瘀行滞，重在化瘀。王老认为气为血之帅，气行则血行，气滞则血瘀，气滞与血瘀往往相因为病，相互影响，因此化瘀必行气，气行瘀易除，治疗慢性萎缩性胃炎在注重活血化瘀的同时必须加强理气行气，气血同治，相互为用，不可偏废，方能气行血行，诸症易平。

临证之时气血同治王老多选用理气、活血兼备之品，惯用金铃子散（川楝子、延胡索），并必配伍香附、郁金，以气血同治，行气以活血，活血必理气，常常取得显著疗效。观之于临床实际，王老临证用药时行气理气则多用制香附、陈皮、青皮、香橼、木香、枳实、枳壳、郁金、川楝子、厚朴、甘松、槟榔、紫苏梗、降香、厚朴花、大腹皮、佛手等，视病情缓急，病程长短，欲速则枳实、槟榔，欲缓则枳壳、大腹皮，全凭具体病情而定。然理气行气药多辛温香燥，易耗气伤阴，故应法到药到，无需多用，两三味足矣，亦不可久用，且多选用陈皮、香橼、枳壳、甘松、紫苏梗、厚朴花、佛手、大腹皮等性缓平和之品，少用香附、青皮、木香、枳实、厚朴、槟榔等性烈温燥之剂，以时刻顾护气阴，防理气行气药损伤正气，耗伤气阴。同时在应用理气行气药时，王老必配伍一两味养阴生津之品，如麦冬、沙参、玉竹、白芍等，以制此类药辛温香燥之性，时刻顾护胃阴。活血化瘀则擅用延胡索、赤芍、丹参、川芎、牡丹皮、当归、桃仁、莪术、三七粉、王不留行等，且用量较大，一般多用至15～20克，重在活血行血，破血化瘀，通络止痛，以收到良好疗效。

除上述药物外，王老治疗慢性萎缩性胃炎采取活血化瘀之法时，亦惯用失笑散（蒲黄、五灵脂），常可取效。而当患者胃脘疼痛较为剧烈，难以缓解，一般活血止痛药疗效不佳时，王老则加用三七粉，常可取得较为满意的止痛效果。此外，王老认为慢性萎缩性胃炎病久难愈，缠绵迁延，顽固难除，病愈久则瘀愈甚，瘀血往往深入络脉，胶柱鼓瑟，根深蒂固，非破血搜剔之品难以奏效，因此王老每遇瘀血较重者必用诸如莪术、三棱、穿山甲、全虫等破血之剂及虫类药，治疗大刀阔斧，以攻城拔寨，搜剔脉络，但此类峻猛之剂不可多用久用，中病即止，以防其损伤正气，耗伤气血，一俟瘀血顽邪大半已除，根基动摇，则改用活血化瘀药，以除余邪。王老凭长期治疗经验认为慢性萎缩性胃炎往往病程较久，瘀血非一日而成，乃日积月累所致，化瘀祛邪亦非一日之功，死血已祛，余邪难除，治疗不可急于求成，只可徐图缓治，慢工取效，尽除余邪，犹如积尘厚土易扫，所剩微尘难除，只可多次耐心扫除，愈扫愈少，如此仍难以扫尽，一如络脉瘀血终难尽除，这也是慢性萎缩性胃炎久治难愈，反复迁延，难收速效的原因所在。

王老认为寒主收引，寒性凝滞，阳虚寒凝，则血脉凝涩不行，因此阳虚多致血瘀，阳虚血瘀常常相兼并存，乃因虚致瘀，故王老治疗慢性萎缩性胃炎，除非中医辨证为胃热炽盛或兼有胃热，一般多在应用活血化瘀的同时加用少量温阳散寒之品，如干姜、桂枝、乌药、细辛等，以温阳化瘀，温通血脉，其效益佳。然而温阳散寒药多药性辛温，易耗伤阴血津液，故不可多用、久用，王老临证时仅加用一两味而已，且药量往往偏小，仍以活血化瘀为主，加用温阳药意在温通，以促进血脉运行，阴寒消散，则血脉通利，此为王老临床用药经验，临床需加以注意与体会。

另外，王老认为虽然治疗慢性萎缩性胃炎注重活血化瘀，但慢性萎缩性胃炎治疗时间本已较长，活血化瘀药久用毕竟易伤血耗血，因此王老在应用活血化瘀药治疗慢性萎缩性胃炎时非常强调在活血同时务必注意养血，尽量选用活血与养血兼备之品，如当归、赤芍、鸡血藤等，或在应用活血化瘀药时必加用少量养血之品，以防活血化瘀药久用伤血之弊。

王老治疗慢性萎缩性胃炎轻车熟路，经验老到，颇有心得，熟谙治疗之道，屡获良效，擅于根据患者临床表现迅速抓住重点，准确辨证，活用活血化瘀之法，以在较短时间内改善症状。如王老认为胃脘痛入夜尤甚，从病机而言则非寒即瘀，或寒瘀并存，寒为脾胃虚寒，瘀为瘀血阻络，可以认为入夜痛甚是瘀血的临床辨证要点之一，如兼见瘀血的其它表现，如胃脘疼痛拒按，痛如针刺，固定不移，大便色黑而润，口干不欲饮，或可扪及腹部、胃脘癥瘕，舌瘀暗，或有瘀斑，脉涩，则瘀血辨证更加确凿无疑。之所以有如此认识，王老认为其原因在于：夜间属阴，入夜则阴盛，而阳气已衰，血属阴分，两者相应，则胃脘疼痛入夜痛甚辨证当属瘀血；若本有脾胃虚寒，而恰逢夜间阳气已衰，正气难借自然之阳气以胜邪，则胃脘疼痛入夜亦甚，辨证当属脾胃虚寒，故说胃脘痛入夜尤甚，则辨证非寒即瘀，或寒瘀并存。瘀血阻滞于胃肠脉络，瘀血不去，新血不生，血败肉腐，则可有胃肠道出血而见黑便，但血属阴分，其性濡润，故瘀血所致胃肠道出血表现为黑便而润。血本属阴，瘀血阻滞于内，并非津血亏虚，津液尚可上润于口，故虽辨证为瘀血，却可见口干不欲饮。同理，凌晨时虽将不久于白日，但仍未离暗夜，阳气虽已升发，却未隆盛，而血属阴分，故凌晨胃脘痛甚或疼痛发作，则辨证亦属血瘀；若脾胃本有虚寒，凌晨时阳气尚未充盛，正气亦难借自然之阳气以胜邪，则胃脘疼痛凌晨痛甚或疼痛发作，辨证亦属脾胃虚寒。因此，凌晨胃脘痛甚或疼痛发作，则辨证非寒即瘀，或寒瘀并存。以上论述为王老治疗慢性萎缩性胃炎的经验之谈，每遇此种临床表现，王老则长于依据临床寒、瘀孰多孰寡，以决定活血化瘀与温中散寒之法应用的前后、轻重及主次，或以化瘀为主，温中为辅，或温中为主，化瘀为辅，或两者并用，若仅属血瘀，则重用化瘀之法，但总不离活血化瘀，因阳虚则血脉凝涩不行，阳虚多兼瘀血之故也。此外，王老还认为舌质淡中医辨证除有虚或有寒外，亦可能有瘀，若舌质淡而瘀暗，则必有血瘀，治疗时应注意加用活血化瘀之品。

　　总结王老治疗慢性萎缩性胃炎气血同治，重在化瘀的学术思想，可以认为活血化瘀、破血通络、行气活血是王老治疗慢性萎缩性胃炎的治疗理论核心，王老视活血化瘀、破血行气为治疗慢性萎缩性胃炎的首善之法，且擅于依据临床表现、病势缓急、病程长短及中医辨证活用活血之法，或活血化瘀，或破血通络，或行气活血，或散寒活血，或养血活血，其活机圆法需于临证之时多加揣摩、领悟。

5.寒温并用，辛开苦降

王老临床治疗寒热错杂型慢性萎缩性胃炎惯用、常用半夏泻心汤，但临证使用时却从不拘泥僵化，固守不变，而是擅于依据具体临床表现与中医辨证，于寒热错杂之中再度勘察寒热之轻重主次，虚实之多少甚微，详参是否夹杂其他兼证，灵活变通使用，从而收到不凡疗效。寒多则重用温药，热多则重用清泻，虚为主则重在扶正，实为主则重在祛邪，自是常法。若于寒热错杂之中兼见气滞、血瘀、湿浊、食积等证，则分别兼施理气、活血、化湿、消积等法，但仍以寒热并用，辛开苦降，调畅气机，和胃降逆，开结除痞为要，以不失其主旨。

此外，除半夏泻心汤外，王老擅于依据患者临床表现不同，灵活加减化裁，选用生姜泻心汤、甘草泻心汤治疗，亦取得了满意疗效，同时指出三者不同之处及辨证使用要领，认为三者证候、病机、治法、方药大致相同，皆为寒热错杂、升降失调、脾胃不和、气机痞塞之心下痞而设。所不同的是，半夏泻心汤证以心下痞、呕逆较著，故以半夏为君，以和胃降逆；生姜泻心汤证因兼有水饮食滞，以干噫食臭为主要表现，故于半夏泻心汤中加生姜，减干姜量，旨在宣散水气，和胃降逆；甘草泻心汤证脾胃虚弱较甚，以下利较重、腹中雷鸣、谷不化、干呕、心烦不安为主，故于半夏泻心汤中增加炙甘草量，以补中和胃，临床使用时当加详辨。

因慢性萎缩性胃炎病程多较为长久，久病多虚，故慢性萎缩性胃炎患者多有脾胃虚弱，只是虚弱程度不同而已，虽然半夏泻心汤中原有补虚温中之品，但使用时间一旦稍长，王老仍嫌黄连、黄芩苦寒伤胃，脾胃本已有虚，岂耐苦寒之药再伤脾胃？因此王老在临床使用半夏泻心汤时若胃热不甚，则弃黄连、黄芩不用，而以药性更为平和的蒲公英、白花蛇舌草、重楼等药代之，即便使用时间略长，亦无苦寒伤胃之虑。反之，即使胃热较盛，王老仍认为黄连、黄芩此类苦寒之品亦不宜过用、久用，以防其损伤脾胃之弊。上述用药经验，实为稳妥周全之计，可供临床借鉴参考，加以灵活应用。

6.清热解毒，治病求因

王老十分重视和强调热毒在慢性萎缩性胃炎发病中的重要作用和关键地位，指出清热解毒法是治疗该病的根本法则，应依据该病的不同发展阶段决定清热解毒法的应用时机与强度，不忘清热解毒法的运用，对于病程较长、热毒蓄积的病例则必加用清热解毒之法。热毒壅盛，则重用该法，选用清热解毒重剂，如黄连、黄芩、栀子、龙胆草、玄参、紫花地丁、山慈菇之属；热毒不甚，则轻解热毒，选用清热解毒轻剂，如蒲公英、白花蛇舌草、重楼、半枝莲、白茅根、金银花、连翘、芦根、牡丹皮、赤芍、土茯苓之类。

此外，王老认为慢性萎缩性胃炎单纯辨证为热毒内蕴者非常少见，常常为各种证型夹有热毒，因此除非中医辨证为热毒内蕴，一般很少单独应用清热解毒之法，往往需结合中医辨证加以灵活运用，即需在辨证论治的基础上加用清热解毒之法，临证之时应依据中医辨证的不同证型，分别在疏肝理气、健脾和胃、益胃养阴、活血化瘀、清热化湿、芳香降浊、寒热并用、温补脾阳等治疗法则的基础上加用清热解毒之法，以祛除致病之因及疾病之病理产物，且所投清热解毒药亦无需多用，给予两三味便可，意在顾护脾胃之气，全因清热解毒药毕竟久用伤胃，不宜多用、久用。虽然热毒为慢性萎缩性胃炎的病机关键，治疗时应注重清热解毒，但若非热毒炽盛，则尽量少用苦寒清热之重剂，以时刻顾及脾胃，一般王老在治疗用药时多选用较为平和，药性微寒之品，如蒲公英、白花蛇舌草、重楼等，即便用药时间略长，也不会重伤脾胃，此为长久之计。

王老在临证每遇烧心较著者，则多考虑胃热较甚，热毒内蕴，喜用白茅根，而不用生地黄清热解毒，是认为生地黄虽有凉血清热解毒之功，但药性较为滋腻，王老恐其滋腻碍胃，寒凉伤胃，故弃而不用，而白茅根有清胃泄热之效而药性较为温和平润，无生地黄滋腻碍胃之弊，用药略久无妨，其用药细致入微之处更需处处留心，细细体会。对于临床热毒内蕴，胃热炽盛而有明显烧心者，王老多选用黄连、黄芩、蒲公英、白花蛇舌草、重楼、白茅根等治疗，同时加用一两味降气药，常常可以取得比仅用清热解毒药更为显著的疗效。上述王老有关慢性萎缩性胃炎热毒学说的重要学术思想及临床经验值得加以认真吸取和借鉴。

7. 用药平和，以平为期

遵从用药平和，以平为期的理论认识观念，谨守病机，用药无过，润燥相济，凉温相宜，王老临证之时，多选用性平温

和之品，药性不寒不热，不燥不腻，尽量不用偏性较为显著的
药物，防过热伤阴，过燥伤津，过寒损阳，过凉困脾，过滋碍
胃，补而不滞，滋而不腻，用药平和长久，从无大碍，治脾健
脾，推崇甘淡、平淡、平和、淡渗之法，若非脾胃阳虚，阴寒
内盛，则忌用过于辛温香燥之品，此类药物虽健脾燥湿，温阳
散寒效佳，但用药稍过即有耗气伤津，损伤胃阴之弊，不可过
用久用，以防造成湿浊虽去但胃阴却伤之不利局面，临证喜用
茯苓、白术、薏苡仁、砂仁、白豆蔻、猪苓、山药、太子参、
白扁豆等淡渗、平淡之品。治胃养胃，提倡平润、温润、清
润、柔润之治，除却胃阴大伤，津血亏耗，必忌用过于滋腻寒
凉之品，此类药物虽养胃滋阴，生津润燥功著，但服药稍长便
有滋腻困脾，寒凉伤胃之嫌，亦不可重用长用，以防造成阴津
虽复但脾阳已伤之复杂病势，惯用百合、玉竹、沙参、芦根、
黄精、麦冬等平润、温润之剂。同时王老在调理脾胃之时，必
脾胃同治，两者兼顾，从无偏废，健脾补脾，燥湿运脾，从不
忘养胃生津，以防温燥之剂损伤胃阴，不过治疗以健脾温补为
主，加用少量生津之品而已；养胃生津，滋阴和胃，总不离运
脾理气，以防滋腻之剂困阻脾阳，不过用药以养胃柔润为主，
加用少量化湿之药而已。若不得已稍用过温之药，则加用一味
寒凉之品，以制约其温热之性，稍用过凉之药，即加用一味
温热之品，以制约其寒凉之性，此亦为用药平和、平衡之道。
以上用药经验与观念即为治病而不伤正，扶正而不留弊之重要
理念。

　　此外，值得注意的是王老认为慢性萎缩性胃炎病位毕竟在
胃，而胃喜润而恶燥，顺其本性，王老在强调和遵循用药平

和、平淡这一原则时，更偏于推崇养胃益胃，和胃生津，但养胃益胃也仍以平和、温润为宜，喜用或喜欢加用诸如太子参、百合、黄精、沙参、麦冬、玉竹、石斛、枸杞子等平和之品，在辨证论治的基础上多喜加用一两味上述养阴之品，以润胃益胃，补养根本，不可过用滋腻寒凉之品，除非阴血大亏，阴耗液竭，避免使用如熟地黄、龟板、鳖甲等咸寒滋腻之品，以防其碍胃伤阳。

此外，王老认为肝血、胃液均有制约肝胃气、阳的作用，如果肝胃阴虚，不能制约气、阳，则可导致肝气横逆，而使胃气不和，正如叶天士所言："厥阴之气上干，阳明之气失降。"基于上述认识，王老在治疗肝胃阴虚所致的肝胃不和证时十分注重补益肝胃阴血，喜用沙参、麦冬、玉竹、生地黄、白芍等，以制约肝胃气、阳，则肝胃气机调畅而不致横逆，用药中的，疾病向愈。

因脾胃为一身气机升降之枢纽，故王老在治疗慢性萎缩性胃炎时，非常注重调理脾胃气机，无论健脾运脾、化湿燥湿之时，还是养胃生津、润燥益阴之际，从不忽略调理脾胃气机，不过王老在此时选用理气之剂时，则尽量采用平和、温和之品，如多用香橼、佛手、枳壳、厚朴花、陈皮、甘松、大腹皮、紫苏梗等，此类理气之品药性平和，温而不燥，既无耗气伤阴之弊，亦无滋腻碍胃之虑，稍久使用，并无大碍，但用无妨，从中同样体现出王老用药平和、平淡，治病而不留弊，周全稳妥的治疗理念与用药特色，王老的这些治疗用药特色与经验有待后学者在临床实践中加以认真学习继承。

王老除非常注重用药平润、平和外，还十分讲求用药平衡，以平衡为期，这一用药特色主要体现在用药追求平衡，一药多用，一药多图，用药兼顾全面，周全稳妥，无虚虚，无实实，此乃长治久安之计。王老认为慢性萎缩性胃炎多病程较久，反复发作，病情复杂，常常是或虚实夹杂，或气血同病，或寒热错杂，或气阴两虚，甚或是上述两种或者两种以上复杂兼杂病情同时存在，给治疗造成很大困难，因此治疗时间往往较长，常常间断用药可长达数月，甚至数年，在如此漫长的治疗时间内，患者对治疗的依从性及耐受性是治疗必须考虑的问题，这就要求我们在长时间的治疗期间内时时顾及脾胃，不忘顾护正气，用药务必平和、平润、平衡，如此方能长久治疗，尽量减少长时间用药治疗给脾胃及正气所带来的伤害和弊端，徐图缓治，逐渐调整和恢复患者阴阳、气血、气机等诸多失衡，以期长期控制和缓解病情，改善症状，提高患者生活质量，否则用药过偏，失于平衡，则迟早会对患者正气及脾胃造成损害，旧病不除，反添新疾，给治疗和康复带来极大困难。因此，慢性萎缩性胃炎治疗用药强调平和、平衡是由该病的疾病特性和治疗周期等因素决定的，用药平和、平衡是治疗该病所必须遵循的治疗原则之一。

从上述理论认识及临床经验出发，王老治疗慢性萎缩性胃炎非常注重用药平和、平润、平衡，治疗时常常是顾及多端，考虑全面，稳妥周全，往往会依据不同病情及中医辨证，或攻补兼施，或气血同治，或气阴双补，或寒热并用，甚或上述两种或两种以上治法同时运用，以治疗和改善复杂病情。实际临床时，王老攻补兼施则党参、茯苓、白术与枳实、厚朴、槟榔等同用，气血同治则延胡索、郁金、川楝子、香附常常同用，气阴双补则黄芪、太子参、沙参、麦冬、玉竹、石斛等同用，寒热并用则黄连、黄芩与干姜同用，以上种种均为王老临床用药配伍的习惯与经验，更显王老用药全面周到之功。

此外，由于胃脘痛病情较为复杂，用药数量较多，这不可避免地会给患者带来较为沉重的经济负担，同时也会因繁重用药给患者脾胃及正气造成一定损害，因此王老针对上述问题尽量简化用药，以有限的药物解决更多的问题，一药多用，一药多图，巧妙地应用一味药的不同功效治疗疾病，常常一味药或可同治气血，或可同调阴阳，或可兼补气阴，从而起到双重功效，收到良好疗效，这也是王老平衡用药特色的具体体现，一味药可达到调气血、调阴阳、补气阴的平衡用药目的，如王老用当归、鸡血藤以活血养血，三七粉、蒲黄以活血止血，延胡索、郁金、川芎以理气活血，太子参、西洋参以益气养阴，泽兰、益母草以活血利水，猪苓渗湿育阴，白茅根利尿又有清胃之效，枇杷叶宣肺通便又可清泄胃热，柏子仁润肠通便同时可安神助眠，牛蒡子利咽而又通便，以上种种皆为一药身兼多职，足见王老用药简约精练之至。

虽然王老临床用药崇尚平和、平淡、平衡，但又绝不受此束缚而陷于呆板僵化，而是非常擅于依据患者不同病情、病机、病势与辨证，视疾病标本缓急之不同，遵循"急则治其标""治病求本"的治疗原则，总能于错综复杂之中迅速抓住主要矛盾，攻其要害，每临疑难危重，从不犹疑不决、裹足不前，每每不失时机，当机立断，果敢行事，临危不乱，逆流挽舟，全依病情需要短期全力或猛攻以驱逐贼邪而邪去正安，或峻补以回阳救逆而屡挽垂危，岂容不温不火，平和从容而延误病情于不治？待恶邪已除，正气已复，病情趋缓，则重回平和、平淡、平衡之法，以求稳妥长久之治。

## 二、全国名中医王常绮治疗消化性溃疡的临床经验总结

消化性溃疡（包括十二指肠溃疡、胃溃疡及复合性溃疡）属于中医的"胃脘痛""吐酸"等范畴，多由于饮食不节、精神紧张、烟酒过度及其他脏腑功能失调引起胃脘部节律性、周期性、慢性疼痛，伴见嗳气、泛酸等症。全国名中医王常绮擅治消化性溃疡，现将其治疗该病的学术思想及临床经验总结如下。

### （一）分清标本，辨明虚实

一般来说新病多实证热证，久病多虚证寒证，更久则有血瘀或虚实夹杂证。应根据疼痛的部位、性质及饮食关系，结合其他见症辨别虚、实、寒、热、气、血的不同。临床上溃疡病可分为肝胃不和、脾胃虚弱（寒）、胃阴不足、脾虚血瘀几种中医证候。治疗应从肝、从胃治疗或肝胃同治，常用治则为疏肝和胃法、健脾益气法、温中散寒法、滋阴养胃法及标本同治法，且常根据其他脏腑阴阳偏胜偏衰的不同，分别加用补肾益精、清泻胃热、活血化瘀、补气化瘀药物治疗，以达最佳效果。

### （二）重在补虚，治病求本

消化性溃疡是慢性反复发作性疾病，常常于秋冬之交及冬春之交复发，病程长久，新病多实，久病多虚，因此消化性溃

疡中医辨证虽有肝胃郁热、肝胃不和、湿热中阻等以实证为突出表现的证型，但观察临床实际，以上证型终究少见，而脾胃虚弱或虚寒者则更为常见，同时可以观察到有相当一部分十二指肠溃疡患者以空腹胃脘疼痛，进食后缓解及夜间入睡后胃脘疼痛为主要临床表现，这也是脾胃虚弱或虚寒的典型症状，因此王老认为消化性溃疡以虚证多见，或为脾胃虚弱，或为脾胃虚寒，或为气阴两虚，或为脾虚湿蕴，临证治疗当以补虚扶正为主，兼顾标实，脾胃虚弱则以香砂六君子汤加减化裁，脾胃虚寒则投黄芪建中汤或理中汤进退，气阴两虚即气阴双补，予太子参、黄芪、玉竹、沙参、石斛、麦冬、百合之属。

### （三）强调活血，促进愈合

消化性溃疡多病程长久，反复复发，久病入络，病久多瘀，胃络瘀阻，黏膜失养，血败肉腐，发为溃疡；同时消化性溃疡多见脾胃虚弱，气血亏虚，气虚则血行不畅，瘀阻胃络，瘀血不去，新血难生，胃络失养，血败肉腐，亦致溃疡。由此，王老认为瘀血是消化性溃疡的主要病机因素，治疗消化性溃疡应始终不忘活血化瘀，在治疗过程中适当加入活血化瘀之品，以促进溃疡愈合，瘀血一去，新血即生，则溃疡易愈。临证之际，王老多选用活血消肿，生肌敛疮，同时又兼具止血养血之药，如三七粉、乳香、没药、白及、茜草、当归、蒲黄等，乳香、没药、白及更为常用，其余诸药则适当选用一两味即可。活血同时常常加用少量理气行气之品，遵"气行则血行""治疗脾胃病宜调畅气机"之旨，多选用药性平和，兼能和中健脾之品，如陈皮、香橼、佛手、木香等。

此外，在消化性溃疡治疗后期，溃疡将愈未愈之时或消化性溃疡出血停止之后，瘀血阻滞胃络，死血留滞疮面，此时更不应忘却活血化瘀，王老常选用莪术一药，以活血破瘀，使死血、顽血尽去，瘀血尽除，新血可生，溃疡愈合，可以有效缩短溃疡愈合时间，否则瘀血不去，新血不生，溃疡难愈。

**（四）结合辨病，灵活施治**

幽门螺杆菌感染与消化性溃疡的发病具有密切关系，是导致溃疡发生的主要病因，尤其与十二指肠溃疡的发病关系更为密切。而胃酸、胃蛋白酶分泌增多、胃排空延迟也与胃溃疡的发病关系更为密切，因此王老十分重视临床实际，常常辨证与辨病相结合，灵活用药，治疗消化性溃疡常能取得满意疗效。若患者存在幽门螺杆菌感染，则加用蒲公英、白花蛇舌草、重楼等经现代药理研究证实具有抗幽门螺杆菌作用的清热解毒药，以辅助杀灭幽门螺杆菌，预防溃疡复发。若为胃溃疡，则加强清热制酸、和胃降逆治疗，清热制酸多选用大贝母、海螵蛸、煅瓦楞子、牡丹皮、白芷等，理气和胃则选用紫苏梗、陈皮、青皮、佛手、厚朴、枳壳等。

此外，王老认为陈皮、法半夏、砂仁具有理气调中，燥湿化痰，健脾和胃，降逆散结之效，常常用此三味药以止酸，亦可取得显著效果。王老治疗消化性溃疡十分注意保护胃黏膜，喜用山药达此目的，认为山药药性平和，兼补脾、肺、肾三脏，药食同源，经煎煮后可产生较多黏液，从而起到很好地保护胃黏膜的作用，用于治疗消化性溃疡十分适宜。

**（五）疏木培土，从肝论治**

肝主疏泄，脾主运化，脾胃健运有赖肝木疏泄。若肝气条达，疏泄有力，则脾土不壅，自可健运。反之，肝失疏泄，木郁土壅，则脾土不疏，失于健运。

肝木克土，若肝失疏泄，肝木乘土，则脾土被克，不得健运，脾病自生，此肝病传脾。脾病日久，土壅木郁，气机失调，则肝气郁滞，失于疏泄，肝病自罹，此脾病及肝。因此，王老认为肝之疏泄与脾之健运相互为用，相辅相成，脾胃病与肝关系密切，肝气条达，则脾土健运，脾胃无病；若肝失疏泄，则脾失健运，疾病由生。

消化性溃疡发病与情志因素关系密切，情志不畅是该病发病的主要病因之一，肝失疏泄，肝胃不和为该病的重要病机。肝郁气滞，肝胃不和，郁久化热，灼伤胃络，血败肉腐，则发为溃疡。另一方面，消化性溃疡为慢性反复发作性疾病，病程长久，时有复发，给患者造成较为沉重的精神困扰和心理负担，日久则情志不畅，肝失疏泄，肝胃同病，肝胃不和。基于以上认识，王老指出治疗消化性溃疡除从脾胃论治，加强调理脾胃外，还应从肝论治，肝脾、肝胃同治，治宜疏肝健脾，理气和胃，方可取得显著疗效。肝木得疏，脾土得运，则溃疡自愈。

临证时王老采用疏肝理气，健脾和胃之法，强调从肝论治，健脾之时，加强疏肝，以柴胡疏肝散或逍遥散为主方加减化裁，同时配伍健脾和胃之剂，治疗消化性溃疡取得较为满意的疗效，值得加以借鉴。

最后，值得指出的是王老十分重视消化性溃疡患者的饮食调摄，诊病处方后一再叮嘱患者饮食以清淡为宜，少食辛辣刺激（葱、姜、蒜、韭菜、牛羊肉等），保持乐观，心情舒畅，适当体育锻炼，或配合服用治疗消化性溃疡的西药，以取得更好疗效。

## 三、全国名中医王常绮治疗反流性食管炎的临床经验总结

### （一）全国名中医王常绮治疗反流性食管炎的学术思想

反流性食管炎为临床常见病、多发病，是由胃、十二指肠内容物反流入食管引起的食管炎症性病变，内镜下表现为食管黏膜的破损，即食管糜烂和（或）食管溃疡，可发生于任何年龄的人群，成人发病率随年龄增长而逐渐升高，临床以泛酸、烧心、胸骨后疼痛及烧灼感等为主要表现。本病虽经西医药物治疗临床症状可明显改善或缓解，但难以治愈，常常反复发作，常可诱发食管反流综合征（包括慢性咽喉炎、慢性声带炎、哮喘、吸入性肺炎等），尤其并发吸入性肺炎，由于缺乏有效的治疗手段，可危及患者生命。因反流性食管炎复发率较高，经常反复发作，多数患者长期为其所苦，生活质量明显下降，对患者健康造成了较为严重的影响与威胁，西医介入治疗虽然可以有效减少复发，甚至治愈，但此类治疗属于侵入性治疗手段，具有一定的风险和可能发生的较为严重的并发症（如食管穿孔），且部分患者由于存在禁忌证（如患有严重的心血管疾病）无法接受此类治疗，部分患者因其高风险而不愿接受该疗法，因此反流性食管炎的高复发率一直困扰着消化领域的医务工作者，成为治疗的难点，积极寻找有效的治疗反流性食管炎的中医疗法，有效减少、预防和控制复发，显著降低复发率，成为目前治疗反流

性食管炎的研究热点，具有重要的临床价值与社会效益，意义深远。

　　据反流性食管炎的主症，本病可分别属于祖国医学之"嘈杂""吐酸""噎嗝""胃痛""痞满""胸痛"等范畴。全国名中医王常绮擅治脾胃病，对中医治疗反流性食管炎积累了丰富的临床经验，疗效显著，安全可靠，因此积极继承、整理和挖掘全国名中医王常绮治疗反流性食管炎的重要学术思想和临床经验，系统观察其临床疗效和预防控制复发的效果，对寻求有效的治疗反流性食管炎的中医新疗法和新途径，有效预防和减少反流性食管炎的复发，降低复发率，具有重要作用与意义。纵观各家学说观点与临床治疗经验，并参考大量相关文献可知大多数医家认为反流性食管炎病因病机为肝胃不和，肝胃郁热，因此以往中医治疗反流性食管炎多以疏肝理气，和胃降逆，清热制酸为治疗大法。因该病以泛酸、烧心、胸骨后烧灼及疼痛等为主要临床表现，很大一部分患者还具有胸满脘胀、咽堵食噎、吞咽哽噎之症，全国名中医王常绮依据多年临床悉心观察研究及临证治疗经验心得、患者临床表现，并广泛涉猎、借鉴前辈众多医家的理论阐述，认为反流性食管炎的病机以肝郁气滞，胃失和降为本，痰瘀为标，痰瘀互结，化生郁热，由气致郁，由郁生痰，气滞血瘀，郁久化热，阻于膈中，从而发为本病，因此总括其病机可归结为肝胃不和，痰瘀互结，郁热内阻，膈气不降，胃失和降，浊气上逆，痰热阻膈。详述之，王老认为反流性食管炎的病因在于情志不遂，其病机在于情志不畅，日久则肝气郁滞，失于疏泄，气机阻滞，而致血脉瘀阻；另一方面，气可行津，气行则津行，若气机郁阻，则津液凝滞不行，而凝聚成痰，阻滞脉络。痰瘀既生，相互搏结，气滞血瘀，而终致痰、气、瘀互结之势，久则郁而化热，痰热互结，痰热瘀血阻滞于膈，膈胃气逆，而见胸骨后烧灼疼痛、胸满食噎、吞咽哽噎之症。王老认为气滞则血瘀，气滞多痰凝，故治疗反流性食管炎必理气活血，化痰开郁；痰热瘀血阻滞于膈，膈气不降，膈胃气逆，故治疗又当调和肝胃，和胃降逆；肝郁化热，痰热互结，阻于膈中，因而治疗又应清热制酸，化痰顺气；郁久化热，热邪内炽，灼伤津血，久则阴血津液亏虚，无以濡润食道，而致吞咽哽噎不顺，涩滞不畅，因此治疗应不忘辅以养阴生津，养血润燥，濡润食道。基于上述有关反流性食管炎病因病机的认识，概括上述论述，王老指出反流性食管炎的治疗法则应为疏肝理气，调和肝胃，开膈化痰，活血化瘀，降逆清热，兼以养阴生津，治疗必理气、化痰、逐瘀、清热、启膈、降逆，因该病病位在肝胃，乃肝胃不和所致，故治疗必调和肝胃，降逆和胃，平降反流，重在开膈降逆。正是依据上述治疗法则王老临床以调和肝胃，开膈化痰，降逆清热法治疗反流性食管炎取得满意疗效。

由以上论述可知，王老认为反流性食管炎临床以肝胃不和型多见，五脏之中，肝与情志关系最为密切，情志失调，肝气郁滞或肝郁化火，克伐脾土，脾失健运，胃失腐熟之职，五谷入胃不化水谷精微而生酸水，酸水上逆则发为本症，病机多为肝气郁结，胃失和降，浊气上逆，痰气郁阻，临床运用疏肝和胃降逆之法无疑，使逆乱之气机得以通降和顺，最终肝郁得畅，胃气得降。

此外，王老还认为反流性食管炎属中虚气逆型者，临床病程较长，多由脾胃气虚，清气不升，浊气不降，胃气上逆而发为本病，此时治疗应从脾胃入手，在脾调其升清以健运，在胃促其和降以下行。脾气健则清气得升，运化有力，胃气和则浊阴得降，膈气随胃气而降，宜选用四君子汤加陈皮、砂仁、枳壳。若病情转至虚寒，还可选用黄芪建中汤；若有水饮内生者，可加炮姜，重用茯苓、泽泻。

由于肝气郁结是本病的主要致病因素，肝郁日久，易化热伤阴，而导致胃阴不足，致肝胃阴虚，虚火上炎，因此用药治疗时宜加用养阴清热之品，如百合、沙参、麦冬、石斛、生地黄、玄参等，以滋养肝胃，则诸证豁然易解。

王老依据多年治疗反流性食管炎的经验认为临床中无论肝胃不和型抑或中虚气逆型，随病情发展渐致耗气伤津，久则痰瘀互结，另西宁地处青藏高原，气候寒冷干燥则易致瘀，而人们喜食肥甘则易生痰，故在治疗上针对"痰、瘀"，要选择化痰、祛瘀药物，如川贝、胆南星祛痰散结，降逆和胃；丹参、莪术开胸化瘀止痛。

反流性食管炎的主要病因是饮食不节、七情失调。故患者治疗期间应该保持心情舒畅，乐观，饮食有节，才能配合药物作用，取得满意疗效。

### （二）全国名中医王常绮治疗反流性食管炎的临床经验与用药特色

临床治疗中王老常常采用以下经验方治疗反流性食管炎：柴胡、白芍、枳壳、厚朴花、郁金、延胡索、香附、川楝子、砂仁、三七粉、丹参、莪术、黄连、竹茹、吴茱萸、沙参、麦

冬、石斛、旋覆花、代赭石、降香、鸡内金。该方可煎汤口
服，或研细末装入胶囊口服，其治则治法即为疏肝和胃，开膈
化痰，降逆清热，佐以养阴润燥。方中柴胡、白芍、枳壳、厚
朴花、郁金、延胡索、香附、川楝子疏肝理气，和胃降逆；丹
参、莪术、三七粉、黄连、竹茹、吴茱萸、旋覆花、代赭石、
降香、鸡内金、砂仁开膈顺气，活血化瘀，清热化痰；沙参、
麦冬、石斛濡润食管，滋阴益胃。诸药合用共奏调和肝胃，开
膈化痰，降逆和胃，清热制酸之效。全方重在调和肝胃，开
膈化痰，理气降逆，肝胃同调，气血同治，清滋同用，用药
平和，考虑周全，治疗时间稍长却无大碍，并无耗气伤阴，
损伤正气之弊。需要指出的是王老认为反流性食管炎病在上
焦有痰，治疗反流性食管炎应注重化痰，可加用化痰药，如
川贝、浙贝、制胆南星等，以取得满意疗效。另外王老认为
反流性食管炎经治疗虽可减轻症状，甚至临床治愈，但一旦
情志失调，劳逸失常，饮食不节，恣食肥甘、辛辣刺激之
物，则易于复发，而致此前治疗前功尽弃，因此王老为防疾
病复发，非常注意疗程的控制与掌握，一再强调治疗反流性
食管炎疗程宜长，以坚持服药治疗两个月为宜，时间过短则
易于复发，过长则难以坚持治疗，一旦复发则应及时就医治
疗，每每叮嘱患者平素及治疗期间务必调畅情志，节制饮
食，忌食肥甘厚味及辛辣刺激之品，饮食以清淡为宜，戒除
烟酒，勿过劳过怒，尽量保持平和乐观心态，以减少复发。
上述王老有关治疗反流性食管炎的学术思想及临床经验需在
临证时仔细思索学习。

# 四、全国名中医王常绮治疗胆汁反流性胃炎的临床经验总结

## （一）全国名中医王常绮治疗胆汁反流性胃炎的学术思想

胆汁反流性胃炎是由于十二指肠内容物反流入胃，与胃黏膜接触产生的病变，又因内容物呈碱性，故常称为碱性反流性胃炎。本病可发生于伴有胆道疾患和胃或胆囊切除术后，亦可发生于无上述病因者。临床上患者多表现为胃脘灼热疼痛、烧心、嘈杂、口苦、恶心、呕吐，甚或呕吐苦水。据其临床表现，本病属中医学"胆瘅""呕苦""胃脘痛""胃痞""嘈杂"等范畴。有关本病的病因病机认识，中医古籍中早有详尽的记载和阐述，如《灵枢·四时气篇》所述："善呕，呕有苦……邪在胆，逆在胃，胆液泄则口苦，胃气逆则呕苦，故曰呕胆。"《沈氏尊生方》对本病的病因病机也有如下精辟论述："胃病，邪干胃脘也，唯肝气相乘为尤甚，以木性暴，且正克也。"从病理上概括了胆汁反流的主要原因是肝胆邪气逆乱，认为本病即为胆瘅，病在胆、胃，呕苦、胃痛为胆邪逆胃所致。又如古人所云："木气郁塞，而胆病上逆；木气横侵，土被其贼，脾不能升而胃不能降"，一语道出了本病的病机关键。综合上述论述可知，本病的病机关键在于木郁肝气逆之于上，邪在胆或胆胃上逆，是胆汁反流入胃的主要原因，其病机关键在于邪犯肝胆，腑气不通，肝胆郁热上逆脾胃，使脾胃升降失常，随胃气上逆，虽表现在胃，实在肝胆与肠腑之气不通。王老参阅借鉴大量古代医籍有关该病的病因病机的认识与阐述，总结长期临床实践经验，认为本病主要病机为脾胃

虚弱，肝胆失于疏泄，郁久化热，肝胆郁热上逆犯胃，胃失和
降，致胆汁不入肠中助脾运化，反上逆于胃，胆胃俱病，气化
不行，痰湿中阻而发为本病，其病机以脾胃虚弱为本，肝胆郁
热，胆邪逆胃为标，故治当疏肝利胆，和胃降逆，清泄胆热，
化痰散结。因本病病机关键为肝胆失于疏泄，故治疗必疏肝利
胆；邪在胆，而逆在胃，胃失和降，则恶心、呕吐，甚或呕吐
苦水，故治疗当降逆和胃；肝胆失于疏泄，郁久化热，肝胆郁
热，则治疗又应清泄肝胆；肝失疏泄，横逆犯脾，脾胃虚弱，
运化失健，水湿不化，凝聚成痰，则治疗又需化痰散结。以上
治疗法则应相互兼顾，不可偏废。

## （二）全国名中医王常绮治疗胆汁反流性胃炎的临床经验 与用药特色

王老基于上述有关胆汁反流性胃炎的病因病机认识及长年
临床实践经验和心得体会，以疏肝利胆，和胃降逆，化痰散结
为法，运用柴胡疏肝散加减治疗该病，获得良效。王老于临证
之时常采用如下经验方治疗胆汁反流性胃炎：柴胡、白芍、陈
皮、法半夏、郁金、川芎、赤芍、鸡内金、川楝子、香附、
枳壳、茯苓、白术、黄连、甘草。若泛酸可加用海螵蛸、煅瓦
楞子；若吐清水可加用吴茱萸；若阴伤较重则加用沙参、麦
冬、石斛等；气滞血瘀则加用五灵脂、丹参等；气虚脾虚者加
山药、党参等。方中柴胡疏利肝胆，行气止痛为主药，配以白
芍养血柔肝止痛；川芎行气活血止痛；枳壳、川楝子、郁金、
香附、陈皮行气理气，和中止痛；陈皮、半夏降逆止呕，化痰
散结；茯苓、白术补中益气健脾；黄连、赤芍清热通腑，散
瘀止痛；炙甘草和中，调和诸药。诸药合用，使得肝郁得以舒

展，脾气得以健运，胃气得以和降，胆热得以清泄，瘀血得以通畅，痰浊尽除，气机宣畅，胆汁回归肠道，腑气通畅则反流消失，呕苦自消，诸症遂除。

王老认为胆汁反流性胃炎的病机关键在于脾胃虚弱，肝胆失于疏泄，横逆犯胃，胃失和降，即"邪在胆，逆在胃"，病性虚实夹杂，本虚标实，脾胃虚弱为本，肝郁气逆，胆胃上逆为标，因此王老治疗胆汁反流性胃炎重在疏肝利胆，和胃降逆，兼以健脾益气，此为标本兼顾，攻补兼施之法，治则正切病因病机，则易获良效。虽然该病以脾胃虚弱为本，但肝胆郁滞，胆胃上逆却为突出表现，临床以胃脘灼热疼痛、烧心、口苦、恶心、呕吐，甚或呕吐苦水为主要症状，此即肝胆郁热上逆犯胃，胆胃上逆的临床表现，故王老治疗胆汁反流性胃炎时十分重视与强调疏肝利胆，和胃降逆，清泄胆热，化痰散结，重用疏肝和胃，理气降逆，清泄胆热之法，以治其标，兼以健脾益气，以治其本，即治标为主，辅以治本，此因标证突出之故，有"急则治其标"之意。反之，虽强调治标祛邪，但同时亦不应忽略扶正治本，而应标本兼顾，不过应以治标为主，扶正为辅。当然王老在治疗胆汁反流性胃炎时依然遵循标本缓急之治病法则，非常擅于依据疾病标本缓急及病势轻重确定祛邪与扶正的主次侧重，若患者临床症状较为突出，病势较急，即标证较为突出时，则以治标为主，即重用疏肝和胃，理气降逆，清泄胆热之法，佐以健脾。王老指出因胆汁反流性胃炎多数时间以标证为突出表现，若脾虚不是十分显著，治疗仍以疏肝利胆，和胃降逆，清泄胆热为主，仅辅以健脾，不然过用健脾益气，扶正补虚之品则恐有滋补碍气，壅遏气机之虑，而不利于祛邪降逆。若病情缓解，病势不急，症状明显减轻，以正虚为主要表现时，则以健脾扶正为主，兼以祛邪。王老临证用药时，疏肝利胆，理气降逆多用柴胡、郁金、鸡内金、川楝子、香附、陈皮、枳壳，且郁金用量较大，以加强利胆理气之力；若胃脘胀满疼痛、恶心、呕吐较为显著时，则去枳壳易以枳实，以增强理气降逆之效，因枳实理气通腑之力强于枳壳之故；若胃脘灼热、嘈杂、烧心、口苦较为明显时，则加强清泄胆热，清热制酸，泻肝清胃之力，往往加用及重用黄连、黄芩、蒲公英、牡丹皮、竹茹等清热泻火之品。以上所述即为王老治疗胆汁反流性胃炎的经验体会、点滴积累，均需在临床之时多加观察体味。

## 五、全国名中医王常绮治疗功能性消化不良的临床 经验总结

功能性消化不良属中医的"脘痞""胃痛""嘈杂"等范畴。其病在胃，涉及肝、脾，病机主要为脾胃虚弱，气机不利，胃失和降。正常生理情况下脾主运化，胃主受纳，脾主升而胃主降，脾喜燥而恶湿，胃喜湿而恶燥，在五行属土。肝主疏泄，性喜条达，在五行属木，长期情志失调，抑郁不舒，使肝气郁结，疏泄失司，肝木克土，脾胃失和；暴饮暴食，过食生冷，食谷不化，痰湿困阻，脾气不升，胃气不降；脾胃素虚或劳倦伤脾，脾胃气虚，中焦不运，水谷不化，聚成痰湿，进而使中焦气机升降失常；脾胃虚弱，健运失司，水反为湿，谷反为滞，湿滞久郁化热，寒热互结胃脘。以上终致胃肠运动功能紊乱，上则胸闷嗳噫，中则胃脘胀痛，下则大便秘结；胃

气不降反升，则见嗳气反酸、呕吐烧心等症；脾气不升反降，则中气下陷，出现胃脘坠胀、纳呆早饱、大便自利不禁。王老认为功能性消化不良临床常分为四型：肝气犯胃型、食伤脾胃型、寒热错杂型、脾虚湿盛型。

王老总结长年临床经验认为治疗功能性消化不良，调和气机是用药关键，该病在胃，涉及肝脾，总以气滞不畅为主，故本病当以调畅气机为主要治法，临床中常用柴胡疏肝散加减治疗，每多有效。其次，要重视辛开苦降法的重要作用，中焦气机郁滞，升降失司是形成痞满证的重要病机，可通过苦辛合用以调整气机升降，临床上常用半夏泻心汤加减，寒热并重，辛开苦降，常有疗效。其三，重视兼证，功能性消化不良发病因素多样，影响因素多，临床表现复杂多样，在重点治疗主证同时，也要注意兼证合治。其四，灵活辨证，在临床诊疗过程中要据患者性别、年龄、职业、生活习惯等不同，分析其发病原因，发病特征，灵活辨证，筛选恰当的药物予以治疗，这也是提高临床疗效不可缺少的环节。最后，要善于与患者交流，重视对患者进行心理疏导，讲明病情，消除疑虑，使患者对自身疾病有正确的认识，树立治疗信心，在此基础上配合药物治疗，常可达事半功倍之效。总之，既要补益脾胃，疏肝理气，行气除满，又要辛开苦降，寒温并用，安神定志，多方位多靶位着眼，使脾气得升，胃气得降，肝气得舒，则疾病应手而愈。

## 六、全国名中医王常绮治疗慢性胆囊炎的临床经验总结

慢性胆囊炎中医无此病名，但可归属于"胁痛""肝胃气

痛"，王老认为其病因病机有以下两个方面。

情志不遂：情志抑郁或暴怒伤肝，肝胆气滞，疏泄不利，气阻络痹，而致胁痛。如《金匮翼·胁痛统论·肝郁胁痛》有以下论述："肝郁胁痛者，悲哀恼怒，郁伤肝气。"

饮食不节：过食肥甘或暴饮暴食，以致湿热之邪蕴结于肝胆，使肝胆失于疏泄条达，而引起胁痛。

王老认为临床慢性胆囊炎应从以下四型施治。

气滞血瘀型：症见右胁腹部胀痛或刺痛，痛引肩背，痛处固定不移，食欲不振，口苦，胁下或有积块，面色黯黑，右上腹轻度压痛。舌暗红或有瘀斑，苔白或微黄，脉弦或沉涩。治法：疏肝理气，活血止痛。方药：柴胡疏肝散合失笑散。柴胡疏肝解郁；陈皮、枳壳、川芎、香附助柴胡行气疏肝，和血止痛；五灵脂、蒲黄通利血脉，祛瘀止痛；白芍合甘草缓急止痛。泛恶作呕者加竹茹；有胆石者加海金沙、鸡内金。

肝胆湿热型：症见右胁腹部疼痛，口苦，纳呆，恶心，呕吐，伴发热，黄疸，尿赤，便秘。舌质红，苔黄腻，脉弦数或弦滑。治法：疏肝利胆，清利湿热。方药：大柴胡汤合茵陈蒿汤。柴胡疏肝利胆；茵陈清利湿热，退黄疸；栀子、黄芩助茵陈清热化湿；大黄、枳实通腑泄热；半夏辛开苦降，有助清化湿热；芍药缓急止痛。

肝郁脾虚型：症见右胁腹部隐痛，脘腹胀满，神疲乏力，食欲不振，便溏。舌淡红，苔薄白，脉细弦或细弱。治法：疏肝健脾，理气止痛。方药：逍遥散加味。柴胡疏肝解郁；当归、白芍养血柔肝，行气缓急；白术、茯苓健脾祛湿；炙甘草益气补中，缓肝之急；生姜温胃和中；薄荷助柴胡散肝解郁。

脾虚重者可加党参、黄芪；脾阳虚者加制附子、干姜。

　　肝阴亏虚型：症见右胁下隐痛，口干咽燥，心中烦热，头晕目眩，大便秘结，小便短赤。舌质红，苔少，脉细弦而数。治法：滋阴疏肝。方药：一贯煎加味。重用生地黄滋阴养血以补肝肾；配伍沙参、麦冬、当归、枸杞子滋阴养血生津以柔肝；用少量川楝子疏泄肝气而止痛。如烦热而渴，加知母、生石膏；大便秘结者加瓜蒌仁；有虚热或汗多加地骨皮；舌红而干，阴亏过甚者加石斛。

　　在治疗中注意治胆勿忘肝与脾胃，通利兼顾气血阴液，补而不滞，利而不伤，刚柔并举。临床多相互兼夹演变，虚实夹杂。治疗以疏肝利胆，健脾益胃为原则，澄本清源，标本兼治，使肝疏脾运，气机条达，脾运有权，则湿热不生，胆腑清宁。若病程长，治疗不当，则湿热久羁，耗动肝阴，致阴虚气滞，当养阴柔肝理气，多用生地黄、白芍、当归、枸杞子等养阴柔肝之品。阴虚便秘者不可峻猛攻下，以润下为宜（如火麻仁、瓜蒌），以防伤阴劫液。

## 七、病案集萃

### 案1　胃脘痛案

马××，女，51岁，就诊时间：2013年6月26日。

【病案】1个月前无明显原因始发胃脘部隐痛，喜暖喜按，于夜间1~2时及凌晨时疼痛尤甚，伴嗳气频作，时有胃酸，无烧心，无恶心、呕吐，纳食、夜眠尚可，便溏，乏力，小便调畅，舌淡，苔薄白，脉细滑。

【辨证】胃脘部隐痛，于夜间1~2时及凌晨时疼痛尤甚，喜暖喜按，伴嗳气频作，便溏，乏力，舌淡，苔薄白，脉细滑，中医辨证属"脾胃虚寒，气滞血瘀"。脾胃虚寒，阴寒凝滞，内失温养，气滞血瘀，故胃脘部隐痛；夜间1～2时及凌晨时阳气虽已升发，但尚未隆盛，正不胜邪，则胃脘部疼痛尤甚；入夜属阴，胃络瘀阻，则夜间亦感胃痛加剧；脾胃虚寒，运化失健，水湿不化，清阳不升，气血生化无源，则便溏、乏力；舌淡，苔薄白，脉细滑，亦为脾胃虚寒之象。四诊合参，中医辨证属"脾胃虚寒，气滞血瘀"，病位在脾、胃，病性虚实夹杂，本虚标实，脾胃虚寒为本，气滞血瘀为标。

**【治法】**温补脾胃，活血通络，理气止痛。

**【方药】**以香砂六君子汤合当归芍药汤加减化裁。

| | | |
|---|---|---|
| 当归16g | 白芍20g | 郁金20g |
| 延胡索20g | 丹参20g | 香附13g |
| 川楝子10g | 木香10g | 旋覆花（包煎）10g |
| 代赭石13g | 法半夏10g | 砂仁10g |
| 降香6g | 小茴香10g | 紫苏梗10g |
| 莱菔子10g | 炒党参10g | 莪术13g |
| 佛手10g | | |

七剂，水煎服，日一剂，早晚分两次餐后温服。

**【复诊时间】**2013年7月3日。

患者服上方后胃脘部隐痛、嗳气、胃酸、乏力明显减轻，大便成形，舌淡，苔薄白，脉细滑，中医辨证仍属"脾胃虚寒，气滞血瘀"，上方去川楝子、莱菔子、旋覆花，加山药20g，继予十剂，以善其后。

**【小结】**本例病例中医辨证属"脾胃虚寒，阴寒凝滞，气机郁滞，瘀血阻络"，故治疗当温补脾胃，气血同治，理气活血。入夜痛甚，辨证属"阳虚血瘀"，则治疗尤应注重温补、行瘀。中焦脾胃为一身气机上下通调之枢机，故治疗中焦脾胃病变，应注意加用理气药，以调畅中焦气机，和胃降逆，收取良效。

### 案2　胃脘痛案

宋××，女，44岁，就诊时间：2013年5月6日。

【病案】胃脘部胀痛反复发作1年余，每于情志不畅时诱发或加重，伴嗳气，后背疼痛，进食水果后胃脘部不适，无泛酸、烧心，无恶心、呕吐，纳食、夜眠尚可，二便调畅，舌质暗，苔白腻，脉弦滑。

【辨证】胃脘部胀痛反复发作，每于情志不畅时诱发或加重，伴嗳气，后背疼痛，进食水果后胃脘部不适，舌质暗，苔白腻，脉弦滑，中医辨证属"肝郁脾虚，血瘀湿阻"。情志不畅，久则肝失疏泄，横逆犯脾，致脾胃虚弱，肝郁脾虚，气机阻滞，胃络瘀阻，故感胃脘部及后背胀痛；脾胃虚弱，失于温养，则进食水果后胃脘部不适；肝胃气滞，胃失和降，则嗳气时作；舌质暗，苔白腻，脉弦滑，亦为肝郁脾虚，血瘀湿蕴之象。四诊合参，中医辨证属"肝郁脾虚，血瘀湿阻"，病位在肝、脾、胃，病性虚实夹杂，本虚标实，脾胃虚弱为本，湿浊、气滞、血瘀为标。

【治法】疏肝理气，通络降逆，化湿和胃。

【方药】以四逆散合金铃子散加减化裁。

柴胡10g　　　　　　白芍16g　　　　　　枳实13g

| 瓜蒌16g | 槟榔16g | 莱菔子16g |
| 厚朴13g | 二丑6g | 白术30g |
| 太子参16g | 郁金20g | 延胡索20g |
| 川楝子10g | 代赭石13g | 旋覆花（包煎）10g |
| 降香6g | 砂仁10g | 紫苏梗10g |
| 鸡内金16g | 丹参20g | 香附13g |

七剂，水煎服，日一剂，早晚分两次餐后温服。

【小结】本例病例中医辨证属"肝胃气滞"，治疗自当疏肝理气，然气滞多兼有血瘀，故治疗应气血同治，以金铃子散（延胡索、川楝子）伍用郁金、丹参、香附以活血理气，气血同调，则气畅血行，胃痛可平。胃失和降，嗳气时作，治以和胃降逆，以旋覆花、代赭石合用降香，升降并用，则嗳气自除。六腑以通为用，以降为顺，治疗必和胃通降，投以枳实、瓜蒌、槟榔、莱菔子、厚朴、二丑等理气通降之品，则胀痛可止，嗳气易除。

### 案3 胃脘痛案

丁××，男，52岁，就诊时间：2013年5月6日。

【病案】胃脘部胀满，疼痛反复发作，进食粗硬食物后易于诱发或加重，稍有烧心，后背疼痛，喜叹息，无泛酸，无恶心、呕吐，无嗳气，纳食尚可，二便调畅，舌质暗，苔白微腻，脉弦细。

【辨证】胃脘部胀满，疼痛反复发作，进食粗硬食物后易于诱发或加重，稍有烧心，后背疼痛，喜叹息，舌质暗，苔白微腻，脉弦细，中医辨证属"肝胃气滞，瘀血阻络，寒热错杂"。肝主疏泄，性喜调达而恶抑郁，若情志不遂，日久则肝失疏泄，气机郁滞，横逆犯胃，致肝胃气滞，故感胃脘部及后背胀满疼痛；肝郁气滞，气机郁结，横逆犯胃，致脾胃虚弱，故每于进食粗硬食物后胃脘部疼痛易于诱发或加重；肝气郁滞，故喜叹息；肝郁气滞，郁久化热，肝胃郁热，则稍感烧心；舌质暗，苔白腻，脉弦滑，亦为肝胃气滞，肝郁脾虚，血瘀阻络之象。四诊合参，中医辨证属"肝胃气滞，肝郁脾虚，瘀血阻络，寒热错杂"，病位在肝、脾、胃，病性虚实夹杂，本虚标实，寒热错杂，脾胃虚弱为本，气滞、血瘀、郁热、湿浊为标。

【治法】疏肝和胃，活血理气，寒热并用。

【方药】以柴胡疏肝散合金铃子散加减化裁。

| | | |
|---|---|---|
| 柴胡10g | 白芍20g | 郁金20g |
| 枳壳13g | 川芎13g | 延胡索20g |
| 川楝子10g | 香附13g | 沙参16g |
| 石斛16g | 法半夏10g | 砂仁10g |
| 白术30g | 茯苓16g | 黄连10g |
| 黄芩10g | 蒲公英20g | 白花蛇舌草20g |
| 干姜10g | 紫苏梗10g | 香橼10g |
| 莱菔子16g | | |

七剂，水煎服，日一剂，早晚分两次餐后温服。

【复诊时间】2013年5月13日。

患者服上方后胃脘部胀满、疼痛、烧心、后背疼痛、喜叹息均明显减轻，舌质暗，苔薄白，脉弦细，辨证仍属"肝胃气滞，瘀血阻络，寒热错杂"，上方去沙参、黄芩、蒲公英，黄连量减为6g，加党参10g，继服十剂，以巩固疗效。

【小结】胃脘痛中医辨证属"肝胃气滞"型较多，但气机郁滞，血行不畅，则瘀血阻络，故气滞多同时兼有血瘀，致气血同病；肝郁气滞，郁久化热，可致肝胃郁热，另一方面肝气郁滞，横逆犯脾，久则脾胃损伤，而成寒热并存之势，治疗宜疏肝和胃，寒热并用，气血同治。胃喜润而恶燥，故少佐沙参、石斛等养阴凉润之品，以顾护胃阴，同时可防理气温燥之品耗伤胃阴之弊。

### 案4　胃痞案

刘××，女，44岁，就诊时间：2013年5月6日。

【病案】胃脘部稍有胀满，进食后加重，伴腹胀，饮水稍凉及进食生冷后加重，无脘腹疼痛，自觉口苦，手足心热，无恶心、呕吐，无泛酸、烧心，无嗳气，纳食尚可，二便调畅，舌淡红，苔腻微黄，脉沉细。

【辨证】脘腹胀满，饮水稍凉及进食生冷后加重，伴口苦，舌淡红，苔腻微黄，脉沉细，中医辨证属"脾胃虚寒，胃热内壅，寒热错杂"。脘腹胀满，饮水稍凉及进食生冷后加重，可知患者脾胃虚寒已现；胃热内盛，胃火上炎，则口苦；舌淡红，苔腻微黄，脉沉细，亦为寒热错杂之象。四诊合参，中医辨证属"脾胃虚寒，胃热内壅，寒热错杂"，病位在脾、胃，病性虚实夹杂，本虚标实，寒热错杂，脾胃虚寒为本，胃热为标。

【治法】健脾温中，清泻胃热，寒热并用。

【方药】以香砂六君子汤合左金丸加减化裁。

| 党参20g | 茯苓16g | 炒白术16g |
| 乌药10g | 陈皮10g | 竹茹10g |
| 法半夏10g | 砂仁10g | 黄连3g |
| 吴茱萸6g | 柴胡10g | 郁金16g |
| 延胡索16g | 川楝子10g | 莱菔子16g |
| 麦芽10g | 山药16g | 甘草6g |

七剂，水煎服，日一剂，早晚分两次餐后温服。

【小结】中焦病变辨证颇为复杂，部分病例并非仅为本虚或标实，亦仅非热证或寒证，而为本虚标实，虚实并见，寒热错杂之证，治疗需寒热并用，补泻兼施，方可取效。本病案中医辨证即为"寒热错杂，虚实互见"之证，治疗应温补清胃，温清补泻，寒热并用，虚实同治，补泻并举，佐以通降消食，理气和胃，以除痞消胀，降逆化滞，用药方能恰当而周全。

### 案5　胃痞案

胡××，女，41岁，就诊时间：2013年6月27日。

【病案】胃脘部胀满反复发作，饮食不慎则易于发作或加重，伴泛酸，稍有烧心，纳差，乏力，无明显胃脘部疼痛，无恶心、呕吐，无嗳气，精神可，二便调畅，舌淡红，苔薄黄，脉沉细。

【辨证】胃脘部胀满反复发作，饮食不慎则易于发作或加重，伴泛酸，烧心，纳差，乏力，舌淡红，苔薄黄，脉沉细，中医辨证属"脾胃虚弱，气阴两虚，兼有肝胃郁热"。脾胃虚弱，气阴两虚，运化失健，气机阻滞，胃失温阳，故胃脘部胀满；肝胃郁热，胃热内盛，则泛酸、烧心；脾胃虚弱，运化无权，水谷不化，四肢失养，则纳差、乏力；舌淡红，苔薄黄，脉沉细亦为脾虚胃热之象。四诊合参，中医辨证属"脾胃虚弱，气阴两虚，兼有肝胃郁热"，病位在脾、胃，病性虚实夹杂，本虚标实，脾胃虚弱，气阴两虚为本，肝胃郁热为标。

【治法】健脾和胃，益气养阴，佐以清热制酸，寒热并用。

【方药】自拟方。

| | | |
|---|---|---|
| 太子参16g | 白术16g | 茯苓16g |
| 法半夏10g | 砂仁10g | 青、陈皮各10g |
| 郁金16g | 延胡索16g | 川楝子10g |
| 香附13g | 山药16g | 海螵蛸16g |
| 煅瓦楞子16g | 大贝母16g | 黄连6g |
| 竹茹10g | 吴茱萸6g | 紫苏梗10g |

七剂，水煎服，日一剂，早晚分两次餐后温服。

【小结】新病多实，久病多虚，或虚实夹杂，临床所见久病患者多虚实夹杂，本虚标实，寒热互见，气阴同病。因此对于久病患者治疗时则宜攻补兼施，补泻同用，寒热并举，气阴同治，或依虚实寒热孰轻孰重，而以补益为主，抑或以祛邪为主，灵活施治。方中太子参、白术、茯苓、法半夏、砂仁健脾益气，养阴和胃；郁金、青皮、陈皮、延胡索、川楝子、香附、紫苏梗理气和胃，活血通络，降逆除胀；大贝母、海螵蛸、煅瓦楞子、黄连、吴茱萸、竹茹清胃制酸；山药补益脾肾。诸药合用共奏健脾和胃，益气养阴，清胃制酸之功。

### 案6　胃痞案

裴×，女，44岁，就诊时间：2013年8月5日。

【病案】胃脘部胀满反复发作，伴恶心，口臭，纳差少食，每于饮食不慎或进食肥甘油腻后上述症状加重，无胃脘部疼痛，无泛酸、烧心，无嗳气，二便调畅，舌淡红，苔白腻，脉沉细。

【辨证】胃脘部胀满，伴恶心，口臭，纳差少食，每于饮食不慎或进食肥甘油腻后上述症状加重，舌淡红，苔白腻，脉沉细，中医辨证属"脾胃虚弱，湿浊中阻"。脾胃虚弱，水湿不化，聚湿生痰，湿浊中阻，中焦气滞，则胃脘部胀满；湿浊中阻，胃失和降，则恶心；湿浊中阻，清阳不升，浊气上泛，则口臭；湿浊困脾，脾失健运，水谷不化，则纳差少食；脾胃本已虚弱，若饮食不慎或进食肥甘油腻，则饮食难消，食积内停，困阻脾胃，气机阻滞，则上述症状加重；舌淡红，苔白腻，脉沉细，亦为脾胃虚弱，湿浊内蕴之象。四诊合参，中医辨证属脾胃虚弱，湿浊中阻，病位在脾、胃，病性虚实夹杂，本虚标实，脾胃虚弱为本，湿浊中阻为标。

【治法】芳香醒脾，健脾化湿。

【方药】以平胃散和香砂六君子汤加减化裁。

| | | |
|---|---|---|
| 厚朴13g | 苍术13g | 白豆蔻13g |
| 草豆蔻6g | 陈皮10g | 法半夏10g |
| 砂仁10g | 藿香13g | 佩兰13g |
| 莱菔子16g | 党参16g | 白术16g |
| 茯苓16g | 紫苏梗10g | 香橼10g |
| 山药16g | 鸡内金16g | 干姜6g |

七剂，水煎服，日一剂，早晚分两次餐后温服。

【小结】湿浊困脾，气机阻滞，则胃脘部胀满，治宜芳香醒脾，健脾化湿，温散降浊，脾健则水湿得化，浊气得降，气机得通，胀满可除。因此在临床治疗湿浊中阻证时，除注重化湿降浊外，还应健脾醒脾，以化湿降浊而治其本，调畅气机以助水湿通利。"病水饮者，当以温药温之"，遵循这一治疗原则，在治疗湿浊中阻证时应适当加用辛温或甘温之品以温散水饮，化湿降浊。

### 案7　胃痞案

冶××，男，33岁，就诊时间：2013年8月19日。

【病案】胃脘部胀满反复发作，每于饮食不节后加重或诱发，无明显胃脘部疼痛，伴泛酸，嘈杂，嗳气，口干，纳食尚可，二便尚调，舌淡红，有裂纹，苔剥脱，脉沉细。

【辨证】胃脘部胀满反复发作，每于饮食不节后加重或诱发，伴泛酸，嘈杂，嗳气，口干，舌淡红，有裂纹，苔剥脱，脉沉细，中医辨证属"胃阴亏虚"。胃阴亏虚，失于濡润，中焦气滞，则胃脘胀满、泛酸、嘈杂；胃阴亏虚，津不上乘，则口干；胃失和降，胃气上逆，则嗳气；舌淡红，有裂纹，苔剥脱，脉沉细，亦为胃阴亏虚之象。四诊合参，中医辨证属"胃阴亏虚"，病位在胃，病性以正虚为主。

【治法】益胃生津，和胃制酸。

【方药】自拟方。

太子参16g　　　沙参16g　　　白芍16g

石斛16g　　　白术16g　　　茯苓16g

枳壳13g　　　木香10g　　　陈皮10g

法半夏10g　　　砂仁10g　　　旋覆花（包煎）10g

| 代赭石16g | 海螵蛸16g | 大贝母16g |
|---|---|---|
| 煅瓦楞子16g | 莱菔子16g | 丹参16g |
| 紫苏梗10g | | |

七剂，水煎服，日一剂，早晚分两次餐后温服。

**【复诊时间】**2013年8月26日。

患者服上药后胃脘部胀满消失，泛酸、嘈杂、嗳气、口干明显减轻，舌淡红，有裂纹，苔薄白，脉沉细，中医辨证仍属"胃阴亏虚"，上方去旋覆花、莱菔子，加山药20g，继服七剂，以巩固疗效。

**【小结】**"胃阴亏虚"，治疗当益胃生津，同时应伍用健脾化湿，理气和胃之品，以畅达气机，健运脾胃，并可防养阴药过于滋腻碍胃。太子参、沙参、白芍、石斛益胃养阴，气阴双补；白术、茯苓、枳壳、木香、陈皮、法半夏、砂仁健脾醒脾，理气和胃；旋覆花、代赭石、莱菔子、紫苏梗和胃降逆，消食化滞；大贝母、海螵蛸、煅瓦楞子制酸和胃；丹参通络和胃。诸药合用共奏益胃生津，养阴益气，理气降逆之功。

### 案8　胃脘痛案

刘××，女，44岁，就诊时间：2013年6月3日。

**【病案】**胃脘部疼痛胀满，反复发作，每于进食生冷、辛辣后加重或诱发，伴腹泻，腹痛，肠鸣，纳差，乏力，无泛酸、烧心，无恶心、呕吐，无嗳气，舌淡红，苔薄白，脉沉细。

**【辨证】**胃脘部疼痛胀满，反复发作，每于进食生冷、辛辣后加重或诱发，伴腹泻，腹痛，肠鸣，纳差，乏力，舌淡红，苔薄白，脉沉细，中医辨证属"脾胃虚寒"。脾胃虚寒，寒凝气滞，则胃脘胀满疼痛，进食生冷、辛辣后加重或诱发；脾胃虚寒，水湿不化，湿浊内蕴，清阳不升，浊阴不降，则腹泻、腹痛；脾胃虚寒，失于温煦，水湿走于肠间，则肠鸣；脾胃虚寒，运化失健，水谷不化，气血生化无源，四肢失养，则纳差、乏力；舌淡红，苔薄白，脉沉细，亦为脾胃虚弱之象。四诊合参，中医辨证属"脾胃虚寒"，病位在脾、胃，病性虚实夹杂，本虚标实，脾胃虚寒为本，湿浊中阻为标。

【治法】健脾温中，散寒止痛。

【方药】以香砂六君子汤加减化裁。

| | | |
|---|---|---|
| 党参20g | 炒白术20g | 茯苓16g |
| 陈皮10g | 半夏曲6g | 砂仁10g |
| 炮姜10g | 吴茱萸6g | 诃子6g |
| 焦三仙各13g | 炒山药20g | 乌梅16g |
| 赤石脂13g | 桔梗10g | 芡实16g |
| 金樱子16g | 大枣10g | |

七剂，水煎服，日一剂，早晚分两次餐后温服。

【小结】胃脘痛多病程较久，病久则多致脾胃虚寒，因此胃脘痛以"脾胃虚寒"型居多。脾胃虚寒，失于温养，寒凝气滞，而致胃脘疼痛胀满，治疗当以健脾温中为主，使中焦得温，寒凝得散，气滞得通，则疼痛自止。方中党参、炒白术、茯苓、陈皮、砂仁、半夏曲、大枣健脾和胃，化湿理气；炮姜、吴茱萸温中散寒；诃子、乌梅、赤石脂、金樱子涩肠收敛止泻；焦三仙消食和胃止泻；山药、芡实补脾益肾止泻；桔梗升举清阳以止泻。诸药合用共奏健脾、温中、止痛之效。

## 案9　胃脘痛案

马××，女，44岁，就诊时间：2013年8月19日。

【病案】胃脘部隐痛，胀满，时时发作，自觉胃酸，口苦，口干喜饮，大便干燥，无烧心，无恶心、呕吐，无嗳气，舌淡红，苔薄黄，脉沉细。

【辨证】胃脘部隐痛，胀满，反复发作，自觉胃酸，口苦，口干喜饮，大便干燥，舌淡红，苔薄黄，脉沉细，中医辨证属"寒热错杂，兼有胃阴亏虚"。脾胃虚寒，胃阴亏虚，兼有胃热，则胃脘胀满隐痛；胃热内炽，则自觉胃酸；胃阴亏虚，兼有胃热，热灼津伤，津不上乘，肠失濡润，则口干喜饮，大便干燥；舌淡红，苔薄黄，脉沉细，亦为寒热错杂之象。四诊合参，中医辨证属"寒热错杂，兼有胃阴亏虚"，病位在脾、胃，病性虚实夹杂，本虚标实，脾胃虚寒、胃阴亏虚为本，胃热为标。

【治法】寒热并用，理气和胃，兼以养阴益胃。

【方药】自拟方。

| | | |
|---|---|---|
| 太子参16g | 白术30g | 茯苓16g |
| 陈皮10g | 枳壳13g | 法半夏10g |
| 砂仁10g | 郁金16g | 延胡索16g |
| 川楝子10g | 山药16g | 海螵蛸16g |
| 煅瓦楞子16g | 黄连10g | 吴茱萸6g |
| 瓜蒌16g | 枳实10g | 槟榔10g |
| 炒莱菔子20g | 决明子10g | 二丑6g |
| 鸡内金16g | 石斛16g | |

七剂，水煎服，日一剂，早晚分两次餐后温服。

【复诊时间】2013年8月26日。

患者服上方后胃脘部隐痛、胀满、胃酸、口苦、口干明显减轻，大便已调，舌淡红，苔薄白，脉沉细，辨证属"寒热错杂，兼有胃阴亏虚"，上方去枳实、槟榔、二丑，黄连量减为6g，加干姜6g，七剂继服，以巩固疗效。

【小结】胃脘痛病程日久，则单纯正虚或实邪者较少，而多病情错综复杂，多见本虚标实，寒热错杂之证，治疗则应标本兼顾，扶正祛邪，寒热并用。本病案中医辨证为"寒热错杂，兼有胃阴亏虚"，属本虚标实之证，故应以扶正祛邪为治疗原则，治宜补脾清胃，标本兼顾，寒热并用，兼以益胃养阴。

### 案10  胃脘痛案

李××，女，70岁，就诊时间：2013年9月16日。

【病案】胃脘部隐痛反复发作，每于进食生冷后加重或诱发，伴泛酸，嘈杂，纳差，乏力，无烧心，无恶心、呕吐，无嗳气，二便尚调，舌淡红，苔薄白，脉沉细。

【辨证】胃脘部隐痛反复发作，每于进食生冷后加重或诱发，伴泛酸，嘈杂，纳差，乏力，舌淡红，苔薄白，脉沉细，中医辨证属"脾胃虚弱"。脾胃虚弱，胃失温养，水湿内蕴，则胃脘部隐痛反复发作，每于进食生冷后加重或诱发；脾胃虚弱，气机不舒，郁而为热，则泛酸、嘈杂；脾胃虚弱，运化无权，水谷不化，气血生化无源，四肢失养，则纳差、乏力；舌淡红，苔薄白，脉沉细，亦为脾胃虚弱之象。四诊合参，中医辨证属"脾胃虚弱"，病位在脾、胃，病性以本虚为主。

【治法】健脾和胃，理气止痛。

【方药】以香砂六君子汤加减化裁。

| | | |
|---|---|---|
| 党参20g | 炒白术16g | 茯苓16g |
| 陈皮10g | 枳壳13g | 木香10g |
| 法半夏10g | 砂仁10g | 山药10g |
| 藿香16g | 白及16g | 煅瓦楞子16g |
| 郁金16g | 延胡索16g | 川楝子10g |
| 香附13g | 佛手6g | 紫苏梗10g |

七剂，水煎服，日一剂，早晚分两次餐后温服。

【小结】中焦脾胃为一身气机升降通行之枢纽，因此治疗脾胃疾病须调畅中焦气机，气机得畅，则胃脘疼痛自止。临床治疗脾胃虚弱之胃脘痛应在健脾益气的同时注重调畅中焦气机，使气机调畅，脾胃健运而疾病向愈，本病案治疗方药中加用枳壳、木香、郁金、延胡索、川楝子、香附、佛手、紫苏梗理气降逆之品即为此意。

## 案11　胃痞案

宋××，女，76岁，就诊时间：2013年9月9日。

【病案】胃脘部痞满，无明显疼痛，每于进食稍多后加重，伴口干口苦，口臭，腹胀，心急心烦，纳差少食，大便略干，每日一次，无烧心，无恶心、呕吐，无嗳气，舌淡红，苔腻微黄，脉细。

【辨证】胃脘部痞满，每于进食稍多后加重，伴口干口苦，口臭，腹胀，心急心烦，纳差少食，大便略干，舌淡红，苔腻微黄，脉细，中医辨证属"湿热中阻，兼有脾胃虚弱"。湿热中阻，阻遏气机，中焦气滞，则胃脘痞满，时觉腹胀；湿热中阻，困阻脾胃，运化失健，故每于进食稍多后胃脘部痞满加重；湿热内蕴，浊气上泛，则口苦、口臭；湿热下注，大肠传导失司，则大便干燥；脾胃虚弱，运化失健，水谷不化，则纳差少食；舌淡红，苔腻微黄，脉细，亦为湿热中阻，兼有脾胃虚弱之象。四诊合参，中医辨证属"湿热中阻，兼有脾胃虚弱"，病位在脾、胃，病性虚实夹杂，本虚标实，脾胃虚弱为本，湿热中阻为标。

【治法】化湿清热，兼以健脾和胃。

【方药】以平胃散加减化裁。

| | | |
|---|---|---|
| 厚朴10g | 苍术13g | 白豆蔻13g |
| 草豆蔻6g | 藿香13g | 白芷10g |
| 佩兰13g | 连翘16g | 竹茹10g |
| 黄连3g | 代赭石13g | 旋覆花（包煎）10g |
| 降香6g | 丹参16g | 莱菔子16g |
| 党参16g | 白术16g | 茯苓16g |

七剂，水煎服，日一剂，早晚分两次餐后温服。

【小结】胃痞病初多以邪实为主，病久则虚实夹杂，本虚标实，此时邪气未去而正气已虚，终成本虚标实之势，治疗当视邪实与正虚孰轻孰重，以采取不同的治则治法，从而决定是先攻后补，还是先补后攻，抑或攻补兼施。本病案中医辨证为"湿热中阻，兼有脾胃虚弱"，属虚实夹杂，本虚标实之证，邪实与正虚并存互见，本脾胃已虚，而又兼有湿热中阻，治疗难以两全，若前行祛邪则有恐进一步损伤脾胃，而先予扶正则又有闭门留寇，壅遏邪气，阻碍中焦气机之弊，故此时治疗只可标本兼顾，攻补兼施，治宜化湿清热，兼以健脾和胃，方为两全之法。

### 案12　胃脘痛案

曹××，男，58岁，就诊时间：2013年9月23日。

【病案】胃脘部胀满反复发作，近日无明显诱因再发，稍有疼痛，伴烧心，无泛酸，无恶心、呕吐，无嗳气，纳食尚可，舌淡红，苔腻微黄，脉沉细。

【辨证】胃脘部胀满，稍有疼痛，伴烧心，舌淡红，苔腻微黄，脉沉细，中医辨证属"湿热中阻"。湿热中阻，气机被遏，中焦气滞，则胃脘胀满，稍有疼痛；湿热中阻，阻碍气机，郁热化热，则自觉烧心；舌淡红，苔腻微黄，脉细，亦为湿热内蕴之象。四诊合参，中医辨证属"湿热中阻"，病位在中焦，病性以邪实为主。

【治法】化湿清热，理气和胃。

【方药】以平胃散加减化裁。

| | | |
|---|---|---|
| 厚朴13g | 苍术13g | 白豆蔻13g |
| 草豆蔻6g | 藿香13g | 佩兰13g |
| 生薏苡仁16g | 白芷10g | 郁金20g |
| 延胡索20g | 川楝子10g | 香附13g |
| 半夏10g | 砂仁10g | 莱菔子16g |
| 黄连10g | 黄芩10g | 蒲公英16g |
| 重楼16g | 干姜6g | 紫苏梗10g |

七剂，水煎服，日一剂，早晚分两次餐后温服。

【小结】"湿热中阻"所致胃脘痛，治以化湿清热，自不待言，但气行则水行，气滞则湿阻，因此治疗湿热中阻之证，除按常理治以化湿清热外，还应注重理气化湿法的运用，使气行则水行，气畅湿易化，热随湿去，则湿热得化，胀痛可平。本病案中医辨证为"湿热中阻"，治疗除循常法予以化湿清热外，特别加用延胡索、郁金、川楝子、香附、莱菔子、紫苏梗此类理气和胃，消食降逆之品，一则理气以行水，使湿热尽去，二则理气和胃，降逆除胀，直治其标，充分体现"理气行水，气行则水行"的治疗理念与用药意图。

### 案13　胃脘痛案

季××，女，56岁，就诊时间：2013年9月30日。

【病案】胃脘部胀满，隐痛，反复发作，进食硬食后加重，伴口干，纳可，二便尚调，舌淡红，少苔，脉弦细。

【辨证】胃脘部胀满，隐痛，反复发作，进食硬食后加重，伴口干，舌淡红，少苔，脉弦细，中医辨证属"胃阴亏虚"。胃阴亏虚，则胃失濡养，中焦气滞，故自觉胃脘部胀满、隐痛；胃阴亏虚，津液不足，则津不上乘而口干；舌淡红，少苔，脉弦细，亦为胃阴亏虚之象。四诊合参，中医辨证属"胃阴亏虚"，病位在胃，病性以正虚为主。

【治法】滋阴生津，养胃止痛。

【方药】自拟方。

| | | |
|---|---|---|
| 沙参16g | 白芍16g | 乌梅16g |
| 麦冬16g | 玄参13g | 天花粉16g |
| 芦根13g | 白术16g | 茯苓16g |

| | | |
|---|---|---|
| 陈皮10g | 法半夏10g | 砂仁10g |
| 郁金16g | 延胡索16g | 川楝子10g |
| 香附13g | 莪术13g | 丹参16g |
| 紫苏梗10g | 香橼10g | 鸡内金16g |

七剂，水煎服，日一剂，早晚分两次餐后温服。

**【复诊时间】**2013年10月8日。

患者服上方后胃脘部胀满、隐痛、口干明显减轻，舌淡红，少苔，脉弦细，中医辨证仍属"胃阴亏虚"，继予滋阴生津、养胃止痛之剂治疗，上方去天花粉、川楝子，加玉竹、石斛各10g，七剂继服，以加强疗效。

**【小结】**"胃阴亏虚"所致胃脘痛，治疗应养胃生津，滋阴和胃，但在投用较多滋阴养胃生津药之时，需防其苦寒滋腻碍胃及困阻中焦气机之弊。因此在临床应用滋阴养胃之剂时，应注意加用芳香醒脾，化湿降浊，理气和胃之品，以化湿醒脾，调畅气机，防大队滋阴生津之品滋腻碍胃，困阻中焦。本病案中医辨证为"胃阴亏虚"，药用养胃滋阴，生津和胃，同时注意加用茯苓、白术、陈皮、法半夏、砂仁、香附、紫苏梗、香橼、郁金、延胡索、川楝子、鸡内金，以芳香化浊，健脾醒脾，理气消食，防养胃滋阴生津药滋腻碍胃，使滋而不腻，补而不滞，并针对胃脘胀满的临床症状，加用理气降逆，化湿和胃药，以除胀消满，用药稳妥而考虑周全。

## 案14　胃脘痛案

马×，男，45岁，就诊时间：2013年10月14日。

**【病案】**胃脘部及腹部疼痛，反复发作，每于饮食不慎时加重或诱发，伴口干欲饮，纳差，嘈杂，二便尚调，无泛酸、烧心，无恶心、呕吐，无嗳气，舌红，少苔，脉细。

【辨证】胃脘部及腹部疼痛，反复发作，每于饮食不慎时加重或诱发，伴口干欲饮，纳差，嘈杂，舌红，少苔，脉细，中医辨证属"胃阴亏虚"。胃阴亏虚，失于濡养，则胃脘部及腹部疼痛，纳差少食，每于饮食不慎时加重或诱发；胃阴亏虚，津不上乘，则口干、嘈杂；舌红，少苔，脉细，亦为胃阴亏虚之象。四诊合参，中医辨证属"胃阴亏虚"，病位在胃，病性以正虚为主。

【治法】养胃生津，和胃止痛。

【方药】以益胃汤加减化裁。

| | | |
|---|---|---|
| 沙参16g | 麦冬16g | 白芍16g |
| 石斛16g | 玉竹13g | 竹茹10g |
| 郁金20g | 延胡索20g | 川楝子10g |
| 香附13g | 山药16g | 旋覆花（包煎）10g |
| 代赭石13g | 降香6g | 海螵蛸16g |
| 煅瓦楞子16g | 黄连10g | 黄芩10g |
| 蒲公英16g | 重楼16g | 干姜10g |
| 紫苏梗10g | 鸡内金16g | |

七剂，水煎服，日一剂，早晚分两次餐后温服。

【复诊时间】2013年10月21日。

患者服上方后胃脘部及腹部疼痛、口干、嘈杂较前明显减轻，纳食增加，舌红，少苔，脉细，中医辨证仍属"胃阴亏虚"，上方去旋覆花、代赭石、黄芩、重楼，黄连量减为6g，继服七剂，以巩固疗效。

【小结】"胃阴亏虚"为胃脘痛常见证型之一，治疗宜养胃生津，但同时需注意加用理气行气之品，以畅达气机，降逆和胃，并防滋阴生津养胃药苦寒滋腻碍胃及困阻中焦气机。另外应考虑到胃阴亏虚多因胃热灼津，热灼津伤所致，因此在投用养阴生津药时，应加用清胃泻火之剂，以清热存阴而热除阴存，防胃热进一步灼伤阴津。本病案中医辨证属"胃阴亏虚"，治疗投以益胃汤加减，同时注意给予诸如郁金、延胡索、川楝子、香附、降香、紫苏梗、旋覆花、代赭石、鸡内金理气和胃，降逆化滞之品，以防养胃滋阴药滋腻碍胃，困阻中焦，使滋而不腻，补而不滞。考虑到胃阴亏虚多因胃热灼津，耗伤阴津所致，故本病案在治疗用药时，除依据中医辨证重用滋阴生津养胃药外，同时加用黄连、黄芩、蒲公英、重楼、竹茹清胃泻火药以清热存阴，治病求因。

### 案15　胃脘痛案

洪××，女，37岁，就诊时间：2013年10月21日。

【病案】胃脘部疼痛，入夜尤甚，伴胃脘胀满，口干，纳差，乏力，夜眠欠佳，大便略干，每日1次，小便尚调，无泛酸、烧心，无恶心、呕吐，无嗳气，舌淡红，有裂纹，少苔，脉沉细。

【辨证】胃脘部疼痛，入夜尤甚，伴胃脘胀满，纳差，乏力，口干，大便略干，舌淡红，有裂纹，少苔，脉沉细，中医辨证属"气阴两虚"。患者脾胃虚弱，病久由气及阴，致气阴两虚，胃失所养，则胃脘疼痛胀满；血属阴分，夜间属阴，故夜间胃脘疼痛加重；脾胃虚弱，运化失健，水谷不化，气血生化无源，四肢失养，则纳差、乏力；气阴两虚，津不上乘，则口干，肠道失润，则便干；舌淡红，有裂纹，少苔，脉沉细，亦为气阴两虚之象。四诊合参，中医辨证属"气阴两虚"，病位在胃，病性以正虚为主。

【治法】益气养阴，活血化瘀，理气止痛。

【方药】自拟方。

| 太子参16g | 茯苓16g | 白术16g |
|---|---|---|
| 枳壳13g | 法半夏10g | 砂仁10g |
| 陈皮10g | 玉竹10g | 郁金20g |
| 延胡索20g | 川楝子10g | 香附13g |
| 山药16g | 干姜10g | 丹参20g |
| 莪术13g | 生薏苡仁20g | 紫苏梗10g |
| 佛手6g | 鸡内金16g | 甘草6g |

七剂，水煎服，日一剂，早晚分两次餐后温服。

【小结】胃脘痛日久，则病情多趋于复杂，如病初为脾胃虚弱，日久可由气及阴，致气阴两虚；也可由阴及阳，致阴阳两虚；亦可由气及血，致气血同病。因此对于胃脘痛病程较久的患者应谨察病机，仔细甄别，认真辨证，全面分析和把握病因病机，如此方可辨证无误，用药无失，而不可失于诊察，以偏概全，以管窥豹，致使辨证有失，治疗有误。本病案中医辨证属"气阴两虚"，为气阴同病，治疗当益气养阴，气阴兼顾，如此则药证相符，用药周全，治疗不爽。

### 案16　胃痞案

温×，女，45岁，就诊时间：2013年10月21日。

【病案】胃脘部胀满，反复发作，进食生冷后加重或诱发，无明显疼痛，伴嗳气，纳差，乏力，无泛酸、烧心，无恶心、呕吐，二便尚调，舌淡红，苔薄白，脉沉细。

【辨证】胃脘部胀满，反复发作，进食生冷后加重或诱发，伴嗳气，纳差，乏力，舌淡红，苔薄白，脉沉细，中医辨证属"脾胃虚寒"。脾胃虚寒，胃失温养，寒凝气滞，则胃脘部胀满；脾胃虚寒，胃失和降，则嗳气；脾胃虚寒，运化失健，水谷不化，气血生化无源，四肢失养，则纳差、乏力；舌淡红，苔薄白，脉沉细，亦为脾胃虚弱之象。四诊合参，中医辨证属"脾胃虚寒"，病位在脾、胃，病性以正虚为主。

【治法】健脾温中，理气和胃。

【方药】以香砂六君子汤加减化裁。

| 党参16g | 茯苓16g | 炒白术16g |
| 陈皮10g | 法半夏10g | 砂仁10g |
| 枳壳13g | 木香10g | 山药16g |
| 干姜10g | 代赭石13g | 旋覆花（包煎）10g |
| 降香6g | 紫苏梗10g | 佛手10g |
| 莱菔子16g | 甘草6g | |

七剂，水煎服，日一剂，早晚分两次餐后温服。

【复诊时间】2013年10月28日。

患者服用上方后胃脘部胀满、嗳气、乏力消失，纳食好，舌淡红，苔薄白，脉沉细，中医辨证仍属"脾胃虚寒"，上方去旋覆花、代赭石，加干姜10g，炙黄芪20g，以增强温中散寒之力，继予十剂，以善其后。

【小结】久病多虚，脾胃虚弱，病变由气及阳，则易致脾胃虚寒，因而脾胃虚寒亦为胃痞常见辨证类型，治疗宜健脾和胃，温中散寒，临床多以香砂六君子汤或黄芪建中汤加减治疗。本病案以胃脘部胀满为主要临床表现，进食生冷后加重，舌淡红，苔薄白，脉沉细，中医辨证属"脾胃虚寒"，治疗守健脾温中，理气降逆之法，方药以香砂六君子汤加减化裁，则治疗切中病机，以候良效。

### 案17　胃痞案

马××，女，40岁，就诊时间：2013年11月4日。

【病案】胃脘部痞满反复发作，生气后加重，伴气短，乏力，喜叹息，无明显胃脘部疼痛，无泛酸、烧心，无恶心、呕吐，无嗳气，舌暗，苔白微腻，脉沉细。

【辨证】胃脘部痞满反复发作，生气后加重，伴气短，乏力，喜叹息，舌暗，苔白微腻，脉沉细，中医辨证属"肝郁脾虚，肝胃气滞，痰瘀互结"。情志不畅，久则肝失疏泄，横逆犯脾，肝胃气滞，肝郁脾虚，水湿不化，湿浊内蕴，痰气交阻，则胃脘部痞满不舒；肝郁气滞，气机不畅，则气短，善叹息；脾胃虚弱，脾失健运，水谷不化，气血生化无源，四肢失养，则乏力倦怠；舌暗，苔白微腻，脉沉细，亦为脾胃虚弱，水湿内蕴，气滞血瘀之象。四诊合参，中医辨证属"肝郁脾虚，肝胃气滞，痰瘀互结"，病位在肝、脾、胃，病性虚实夹杂，本虚标实，脾胃虚弱为本，气滞、血瘀、湿阻为标。

【治法】疏肝健脾，理气通络，化湿降浊。

【方药】以柴胡疏肝散合逍遥散加减化裁。

柴胡10g　　　　白芍20g　　　当归13g

| | | |
|---|---|---|
| 枳壳13g | 陈皮10g | 木香10g |
| 砂仁10g | 法半夏10g | 郁金16g |
| 乌药10g | 太子参16g | 白术16g |
| 茯苓16g | 山药16g | 枸杞子16g |
| 山茱萸20g | 鸡内金16g | 厚朴花10g |

七剂，水煎服，日一剂，早晚分两次餐后温服。

【复诊时间】2013年11月11日。

患者服上方后胃脘部痞满、气短、乏力、喜叹息明显减轻，舌暗，苔白微腻，脉沉细，中医辨证属"肝郁脾虚，肝胃气滞，痰瘀互结"，效不更方，上方去山茱萸，加川芎10g，继服七剂，以巩固疗效。

【小结】胃脘痛、胃痞的主要病因之一即为情志所伤。情志不畅，肝失疏泄，气机阻滞，日久则横逆犯脾，损伤脾胃，致肝郁脾虚，肝胃不和。气滞则血瘀，脾虚则湿蕴，因此胃脘痛、胃痞虽病因责之于情志不畅，然病久则多致肝郁脾虚，肝胃气滞，痰瘀互结，从而形成本虚标实，虚实夹杂，气血同病之势，治疗应疏肝健脾，理气通络，化湿和胃，肝脾同调，气血兼治。本病案中医辨证为"肝郁脾虚，肝胃气滞，痰瘀互结"，病性虚实夹杂，本虚标实，气血同病，故治疗投予疏肝健脾，理气和胃，化湿通络之品，以标本兼顾，气血同治，则遣药稳妥，治疗全面，药证不爽。

## 案18　胃脘痛案

买××，男，47岁，就诊时间：2013年11月11日。

【病案】胃脘部疼痛，伴恶心，胸骨后烧灼感，无泛酸、烧心，无呕吐，无嗳气，纳可，二便尚调，舌淡红，苔黄腻，脉沉细。

【辨证】胃脘部疼痛，伴恶心，胸骨后烧灼感，舌淡红，苔黄腻，脉沉细，中医辨证属"湿热中阻"。湿热中阻，脾胃被困，中焦气滞，则胃脘部疼痛；湿热中阻，胃失和降，则恶心；湿热中阻，胃热内盛，则自觉胸骨后烧灼感；舌淡红，苔黄腻，脉沉细，亦为湿热内蕴之象。四诊合参，中医辨证属"湿热中阻"，病位在中焦脾胃，病性以邪实为主。

【治法】化湿清热，理气止痛。

【方药】以平胃散加减化裁。

| | | |
|---|---|---|
| 厚朴13g | 苍术13g | 白豆蔻13g |
| 草豆蔻6g | 藿香13g | 生薏苡仁16g |
| 白芷10g | 佩兰13g | 郁金20g |
| 延胡索20g | 川楝子10g | 香附13g |
| 砂仁10g | 法半夏10g | 旋覆花（包煎）10g |
| 代赭石13g | 降香6g | 莱菔子16g |
| 连翘16g | 竹茹10g | 鸡内金16g |

七剂，水煎服，日一剂，早晚分两次餐后温服。

【小结】部分胃脘痛患者中医辨证属"湿热中阻"，临床主要表现为胃脘部疼痛、痞满，呕恶，纳呆，身重困倦，口干欲饮，大便黏腻溏泄，泻下不爽，舌红，苔黄腻，脉滑数。治疗宜化湿清热，芳香化浊，临证应视湿热孰轻孰重，而采取相应的治则治法。若湿重热轻，治疗则以化湿为主，佐以清热；若热重湿轻，治疗则以清热为主，佐以化湿；若湿热并重，则治宜化湿清热并举，均衡治之。本病案中医辨证属"湿热中阻，湿重热轻"，故治疗以化湿为主，兼以清热，以分消湿热，则诸症可除，疾病可愈。

### 案19　胃脘痛案

张××，女，30岁，就诊时间：2013年11月18日。

【病案】胃脘部疼痛、胀满，伴嗳气，偶有泛酸、烧心，大便干燥难行，纳差少食，无恶心、呕吐，外院胃镜提示：慢性浅表性胃炎伴糜烂，十二指肠球炎，舌淡红，苔薄白，脉细滑。

【辨证】胃脘部疼痛、胀满，伴嗳气，偶有泛酸、烧心，大便干燥难行，纳差少食，舌淡红，苔薄白，脉细滑，中医辨证属"肝胃气滞，燥屎内结"。情志不畅，久则肝失疏泄，横逆犯脾，致肝胃气滞，则胃脘部疼痛、胀满；肝郁气滞，气机不畅，郁久化热，致肝胃郁热，则泛酸、烧心；肝郁气滞，横逆犯脾，致脾胃虚弱，脾失健运，水谷不化，则纳差少食；气机阻滞，传导失司，肠失濡润，则大便干燥难行；舌淡红，苔薄白，脉细滑，亦为脾胃虚弱之象。四诊合参，中医辨证属"肝胃气滞，燥屎内结"，病位在肝、脾、胃，病性虚实夹杂，本虚标实，脾胃虚弱为本，肝胃气滞，燥屎内结为标。

【治法】疏肝和胃，理气止痛，通降腑气。

【方药】自拟方。

| | | |
|---|---|---|
| 柴胡10g | 白芍30g | 枳实13g |
| 瓜蒌16g | 槟榔16g | 莱菔子16g |
| 厚朴13g | 二丑6g | 白术30g |
| 当归16g | 郁金20g | 延胡索20g |

| 川楝子10g | 香附13g | 黄连10g |
| 黄芩10g | 蒲公英16g | 白花蛇舌草16g |
| 代赭石13g | 降香6g | 旋覆花（包煎）10g |
| 鸡内金16g | 紫苏梗10g | 干姜6g |

七剂，水煎服，日一剂，早晚分两次餐后温服。

【小结】六腑以通为用，以降为顺，传化物而不藏，因此治疗胃肠疾病除依据中医辨证论治外，还应注意调畅气机，通降腑气，腑气通降，气机调畅，则病痛可除。本病案中医辨证属"肝胃气滞，燥屎内结"，治疗应予疏肝和胃，理气止痛之剂。此外针对其腑气不通，燥屎内结之证，加用枳实、厚朴、瓜蒌、槟榔、莱菔子、二丑、白芍、生白术、香附，且重用白芍、生白术，两者用量均达30g，以理气通腑，调畅气机，腑气通降，气机通调，则疾病易愈。

### 案20　胃脘痛案

李××，男，52岁，就诊时间：2013年11月25日。

【病案】脘腹胀满，无明显疼痛，伴嗳气，泛吐清涎，无泛酸、烧心，无恶心、呕吐，纳差，乏力，二便尚调，舌淡，苔薄白，脉沉细。

【辨证】脘腹胀满，伴嗳气，泛吐清涎，纳差，乏力，舌淡，苔薄白，脉沉细，中医辨证属"脾胃虚寒，寒饮内停"。脾胃虚寒，失于温煦，寒凝气滞，则脘腹胀满；脾胃虚寒，饮邪内停，胃失和降，则嗳气时作；脾胃虚寒，运化失健，水湿不化，更因脾阳虚衰，无以温化水饮，寒饮内停，不得温化，饮邪上逆，则泛吐清涎；脾胃虚寒，运化无权，水谷不化，气血生化无源，四肢失养，则纳差、乏力；舌淡，苔薄白，脉沉细，亦为脾胃虚弱之象。四诊合参，中医辨证属"脾胃虚寒，寒饮内停"，病位在脾、胃，病性虚实夹杂，本虚标实，脾胃虚寒为本，寒饮中阻为标。

【治法】健脾益气，温化寒饮，和胃降逆。

【方药】以四君子汤合丁香柿蒂散加减化裁。

| 党参16g | 白术16g | 茯苓16g |
|---|---|---|
| 陈皮10g | 法半夏10g | 吴茱萸6g |
| 代赭石16g | 降香6g | 旋覆花（包煎）10g |
| 丁香6g | 柿蒂10g | 炙枇杷叶13g |
| 紫苏叶6g | 干姜6g | 沉香粉（冲服）3g |
| 延胡索20g | | |

七剂，水煎服，日一剂，早晚分两次餐后温服。

【复诊时间】2013年12月2日。

患者服上方后脘腹胀满、嗳气、泛吐清涎、乏力明显减轻，纳食增加，舌淡，苔薄白，脉沉细，中医辨证属"脾胃虚寒，寒饮内停"，上方去枇杷叶，加桂枝10g，以通阳化饮，继服十剂，以善其后。

【小结】脾胃虚寒，失于温煦，寒凝气滞，水饮不得温化，则成寒饮内停之证。治疗寒饮内停之证，若仅攻逐水饮，则里寒难散；若仅温中散寒，则水饮难去。此时当遵循"病痰饮者当以温药温之"的治疗原则，选用辛温、苦温或甘温之品，以温阳化饮，则里寒得以温散，寒饮得以蠲除，散寒蠲饮，疾苦可去。本病案中医辨证属"脾胃虚寒，寒饮内停"，治疗选用辛温、甘温之品，以温中散寒，温阳化饮，则寒、饮俱去，疾病可愈。

### 案21　胃脘痛案

李××，男，30岁，就诊时间：2013年12月2日。

【病案】胃脘部疼痛，伴嗳气，嘈杂，易饥饿，稍感口干，无泛酸、烧心，无恶心、呕吐，二便尚调，舌淡红，苔薄白，脉沉细。

【辨证】胃脘部疼痛，伴嗳气，嘈杂，易饥饿，稍感口干，舌淡红，苔薄白，脉沉细，中医辨证属"胃阴亏虚"。胃阴亏虚，失于濡养，津不上乘，则胃脘疼痛、自觉口干；胃阴亏虚，兼有胃热，则嘈杂、易饥饿；胃阴亏虚，失于和降，胃气上逆，则嗳气时作。四诊合参，中医辨证属"胃阴不足，兼有胃热"，病位在脾、胃，病性虚实夹杂，本虚标实，胃阴亏虚为本，胃热内蕴为标。

【治法】养胃生津，清泄胃热。

【方药】以益胃汤加减化裁。

| | | |
|---|---|---|
| 沙参16g | 白芍16g | 石斛16g |
| 玉竹13g | 柴胡10g | 枳壳13g |
| 当归13g | 郁金16g | 延胡索16g |
| 川楝子10g | 香附13g | 旋覆花（包煎）10g |
| 代赭石13g | 降香6g | 丹参16g |
| 莪术13g | 吴茱萸6g | 黄连6g |
| 紫苏梗10g | | |

七剂，水煎服，日一剂，早晚分两次餐后温服。

【复诊时间】2013年12月9日。

患者服上方后胃脘部疼痛、嗳气、嘈杂、易饥饿、口干消失，舌淡红，苔薄白，脉沉细，中医辨证属"胃阴亏虚"，效不更方，上方去旋覆花、代赭石、吴茱萸、黄连，加麦冬10g，太子参10g，继予十剂，以巩固疗效。

【小结】胃脘痛辨证属"胃阴不足"者临床亦不少见，此为胃脘痛常见辨证类型之一，临床以胃脘隐痛，嘈杂，口干欲饮，大便干燥，少苔，或舌苔花剥甚或光剥为主要表现，治疗自当养阴，益胃，生津。本病案中医辨证属"胃阴不足"，然又夹有胃热，因此治疗时不应仅仅养阴，益胃，生津，还应兼顾兼夹之证，在养阴益胃的同时，佐以清泄胃热，以标本兼顾，攻补兼施，收取良效。

### 案22　胃痞案

王××，女，46岁，就诊时间：2013年12月9日。

【病案】患者胃脘部胀满，无明显疼痛，伴腹泻，入夜腹胀，恶心，纳差，倦怠乏力，舌淡红，苔薄白，脉沉细。

【辨证】胃脘部胀满，伴腹泻，入夜腹胀，恶心，纳差，倦怠乏力，舌淡红，苔薄白，脉沉细，中医辨证属"脾胃虚弱"。脾胃虚弱，运化无权，水湿不化，湿浊中阻，中焦气滞，则胃脘部胀满；脾胃虚弱，失于温养，故入夜腹胀；水湿不化，走于肠间，清阳不升，浊阴不降，清浊相混，则腹泻；脾胃虚弱，运化失健，水谷不化，气血生化无源，四肢失养，故纳差、乏力；胃失和降，则恶心；舌淡红，苔薄白，脉沉细，亦为脾胃虚弱之象。四诊合参，中医辨证属"脾胃虚弱"，病位在脾、胃，病性以正虚为主。

【治法】健脾化湿，理气除胀。

【方药】以香砂六君子汤加减化裁。

| | | |
|---|---|---|
| 太子参16g | 炒白术16g | 茯苓16g |
| 陈皮10g | 砂仁10g | 法半夏10g |
| 木香10g | 枳壳13g | 当归13g |
| 山药16g | 香附13g | 川楝子10g |
| 延胡索16g | 厚朴花10g | 紫苏梗10g |
| 香橼10g | | |

七剂，水煎服，日一剂，早晚分两次餐后温服。

【小结】脾胃为一身气机升降之枢纽，六腑以通为用，以降为顺，因此临床治疗胃痞时在中医辨证论治的基础上均不应忽视调畅中焦气机，使之升降平衡，则疾病可愈。本病案中医辨证属"脾胃虚弱"，治疗自当健脾益气，但在遣方用药时应不忘调畅气机，使脾胃升降有序，气机调达，脾升胃降而病痛告愈。

### 案23　胃脘痛案

安××，女，33岁，汉族，就诊时间：2013年12月19日。

【病案】胃脘部疼痛，稍感嘈杂，恶心，嗳气不舒，无反酸、烧心，纳差少食，二便尚调，舌淡红，苔厚腻微黄，脉滑数。

【辨证】胃脘部疼痛，稍感嘈杂，恶心，嗳气不舒，无反酸、烧心，纳差少食，舌淡红，苔厚腻微黄，脉滑数，中医辨证属"湿热中阻"。湿热中阻，胃失和降，则胃脘部疼痛、恶心、嗳气不舒；湿热中阻，气机阻滞，肝胃郁热，则嘈杂；湿热中阻，脾胃受困，运化失健，故纳差少食。舌淡红，苔厚腻微黄，脉滑数，亦为湿热内蕴之象。四诊合参，中医辨证属"湿热中阻"，病位在中焦脾胃，病性以邪实为主。

【治法】化湿清热，和胃降逆。

【方药】以三仁汤合平胃散加减化裁。

| | | |
|---|---|---|
| 川厚朴13g | 苍术13g | 白豆蔻13g |
| 草豆蔻6g | 藿香13g | 生薏苡仁13g |
| 法半夏10g | 砂仁10g | 竹茹10g |
| 黄芩6g | 黄连6g | 白花蛇舌草16g |
| 蒲公英13g | 紫苏梗10g | 旋覆花（包煎）10g |
| 代赭石10g | 降香6g | 甘草6g |

七剂，水煎服，日一剂，早晚分两次餐后温服。

【复诊时间】2013年12月26日。

患者服上方后胃脘部疼痛、嘈杂、恶心、嗳气基本消失，纳食增加，舌淡红，苔薄黄，脉滑数，中医辨证属"湿热中阻"，上方去黄芩，加佩兰10g，茯苓10g，继服七剂，以巩固疗效。

【小结】中医辨证属"湿热中阻"之胃脘痛临床亦不少见，其证候表现为胃脘部胀痛、痞满、呕恶、纳呆，周身困重，舌红，苔厚腻微黄，脉滑数，治疗宜化湿清热，和胃降逆。本病案中医辨证属"湿热中阻"，治疗当化湿清热，王老临证多以三仁汤、平胃散或藿朴夏苓散加减化裁治疗，多有效验。

### 案24 胃痞案

白××，男，49岁，汉族，就诊时间：2013年12月23日。

【病案】患者胃脘部胀满，进食生冷、辛辣后加重，常伴泛酸，恶心，无呕吐、烧心，纳可，二便尚调，舌淡红，苔白腻，脉弦细。

【辨证】胃脘部胀满，进食生冷、辛辣后加重，伴泛酸，恶心，舌淡红，苔白腻，脉弦细，中医辨证属"脾虚湿蕴"。脾胃虚弱，运化失健，水湿不化，水湿中阻，则胃脘部胀满；进食生冷、辛辣则再伤脾胃，故胃脘部胀满加重；湿浊内蕴，阻碍气机，郁而化热，则有泛酸；舌淡红，苔白腻，脉弦细，亦为脾虚湿蕴之象。四诊合参，中医辨证属"脾虚湿蕴"，病位在中焦脾胃，病性虚实夹杂，本虚标实，脾胃虚弱为本，湿浊内蕴为标。

【治法】芳香化浊，健脾化湿，理气除胀。

【方药】以平胃散合香砂六君子汤加减化裁。

| | | |
|---|---|---|
| 川厚朴13g | 苍术13g | 白豆蔻13g |
| 草豆蔻6g | 藿香13g | 佩兰13g |
| 党参16g | 白术10g | 半夏10g |
| 砂仁10g | 陈皮10g | 郁金16g |
| 延胡索16g | 川楝子10g | 香附13g |
| 山药16g | 海螵蛸16g | 大贝母16g |
| 莱菔子16g | 甘松16g | |

七剂，水煎服，日一剂，早晚分两次餐后温服。

【小结】脾主运化，若脾胃虚弱，则水湿不化，湿浊内蕴，而成胃脘部胀满，故脾虚湿蕴为胃痞之主要病机，病性虚实夹杂，本虚表实，治疗宜健脾化湿，芳香化浊。王老认为气可行津，若气机阻滞，则津液不布，聚湿生痰，故化湿降浊同时必行气理气，气行则津行，则湿浊易除。据此王老治疗"脾虚湿蕴"所致胃痞，在健脾化湿之时必用理气行气之品以行气化湿，气行则湿化，则病痛易除。

### 案25　胃痞案

龙××，男，51岁，汉族，就诊时间：2014年1月6日。

【病案】患者胃脘部胀满，自觉胃脘部发凉，无胃脘疼痛，无泛酸、烧心，无恶心、呕吐，无嗳气，伴便溏，腹胀，舌淡红，苔薄白，脉细滑。

【辨证】胃脘胀满，自觉胃脘部发凉，伴腹胀，便溏，舌淡红，苔薄白，脉细滑，中医辨证属"脾胃虚寒"。脾胃虚寒，失于温养，则胃脘胀满，腹胀，自觉胃脘部胀满、发凉；脾胃虚寒，水湿不化，水走肠间，则便溏；舌淡红，苔薄白，脉细滑，亦为脾胃虚弱之象。四诊合参，中医辨证属"脾胃虚寒"，病位在脾、胃，病性以正虚为主。

【治法】健脾益气，温中散寒。

【方药】以四君子汤合良附丸加减化裁。

| | | |
|---|---|---|
| 高良姜10g | 香附13g | 吴茱萸6g |
| 砂仁10g | 小茴香10g | 炒党参20g |
| 炒白术16g | 枳壳13g | 茯苓16g |
| 半夏10g | 山药20g | 神曲10g |
| 甘松10g | 大枣10g | 紫苏梗10g |
| 佛手10g | 鸡内金16g | |

七剂，水煎服，日一剂，早晚分两次餐后温服。

【小结】"脾胃虚寒"为胃痞常见中医辨证类型，治疗应健脾和胃，温中散寒。然脾胃为一身气机上下通降之枢纽，治疗脾胃疾病，无论辨证为何种证型，治疗均宜在辨证论治的基础上，酌情加用理气通降之品，以调畅气机，调理中焦。脾胃虚寒之胃痞，亦不例外，亦应在健脾温中散寒的基础上，注意加用理气调达之品，以取良效。本病案中医辨证属"脾胃虚寒"，治疗宜健脾益气，温中散寒，同时加用香附、枳壳、甘松、紫苏梗、佛手此类理气之品，以调畅气机，舒畅中焦，正是体现了脾胃疾病必调气机的治疗原则。

### 案26  胃脘痛案

司××，男，34岁，汉族，就诊时间：2014年1月6日。

【病案】胃脘部疼痛，胀满，伴泛酸，烧心，嗳气，纳可，大便尚调，舌质淡，边有齿痕，苔薄白，脉弦细。

【辨证】胃脘部疼痛，胀满，伴泛酸，烧心，嗳气，舌质淡，边有齿痕，苔薄白，脉弦细，中医辨证属"脾胃虚弱"。脾胃虚弱，水湿不化，中焦气滞，则胃脘疼痛、胀满；脾胃气虚，阳气拂郁，郁而化热，则泛酸、烧心；胃失和降，胃气上逆，则嗳气；舌淡红，边有齿痕，苔薄白，脉弦细，为脾胃虚弱之象。四诊合参，中医辨证属"脾胃虚弱"，病位在脾、胃，病性以虚为主。

【治法】健脾益气，理气止痛。

【方药】以六君子汤加减化裁。

| | | |
|---|---|---|
| 太子参16g | 白术16g | 茯苓16g |
| 枳壳13g | 青皮10g | 陈皮10g |
| 法半夏10g | 砂仁10g | 木香10g |

郁金16g      延胡索16g      川楝子10g

香附13g      山药16g        海螵蛸16g

煅瓦楞子16g   代赭石13g      旋覆花（包煎）10g

降香10g      厚朴花10g      鸡内金10g

七剂，水煎服，日一剂，早晚分两次餐后温服。

【复诊时间】2014年1月13日。

患者服上方后胃脘部疼痛、胀满、泛酸、烧心、嗳气消失，舌质淡，边有齿痕，苔薄白，脉弦细，中医辨证属"脾胃虚弱"，效不更方，上方去青皮、旋覆花、代赭石，加山药20g，紫苏梗20g，继予七剂，以善其后。

【小结】"脾胃虚弱"为胃脘痛常见辨证类型之一，治疗应当健脾益气，但脾胃为一身气机升降之枢纽，故治疗"脾胃虚弱"之胃脘痛，在健脾益气的同时应调理中焦气机，使升降平衡，气机调畅，则疾病可愈。胃喜润而恶燥，因此治疗胃脘痛时应注意加用益气养阴之品，太子参可益气养阴，用治胃脘痛颇为适宜。

### 案27　胃痞案

赵××，男，52岁，汉族，就诊时间：2014年1月16日。

【病案】胃脘部胀满，食后即胀，无明显疼痛，伴嗳气，恶心，无泛酸、烧心，无呕吐，纳呆，乏力，大便干燥，每5～7天一行，舌暗淡，苔薄白水滑，脉弦细。

【辨证】胃脘部胀满，食后即胀，伴嗳气，恶心，纳呆，乏力，便秘，舌暗淡，苔薄白水滑，脉弦细，中医辨证属"脾胃虚弱，气阴两虚"。脾胃虚弱，失于运化，水谷不化，食积内停，则胃脘胀满，食后即胀；脾胃虚弱，气阴两虚，食滞内停，胃失和降，则嗳气、纳呆；脾胃虚弱，运化失健，水谷不化，气血生化无源，则乏力；气阴两虚，气虚则无力推动，阴虚则大肠失于濡润，故便秘；舌暗淡，苔薄白水滑，脉弦细，亦为气阴不足之象。四诊合参，中医辨证属"脾胃虚弱，气阴两虚"，病位在脾、胃，病性虚实夹杂，本虚标实，脾胃虚弱，气阴两虚为本，气滞食积为标。

【治法】健脾和胃，益气养阴。

【方药】自拟方。

| | | |
|---|---|---|
| 太子参16g | 白术30g | 白芍30g |
| 石斛16g | 瓜蒌16g | 枳实16g |
| 肉苁蓉30g | 槟榔16g | 火麻仁（打）16g |
| 莱菔子16g | 郁李仁16g | 决明子16g |
| 山药13g | 藿香13g | 竹茹10g |
| 砂仁10g | 鸡内金20g | 麦芽16g |
| 黄连10g | 吴茱萸3g | 旋覆花（包煎）10g |
| 代赭石16g | 甘草6g | |

七剂，水煎服，日一剂，早晚分两次餐后温服。

【复诊时间】2014年1月23日。

患者服上方后胃脘部胀满、嗳气、恶心、乏力消失，纳食增加，大便调畅，舌暗淡，苔薄白，脉弦细，中医辨证属"脾胃虚弱，气阴两虚"，上方去枳实、槟榔、竹茹，加麦冬10g，继予七剂，以巩固疗效。

【小结】胃癌中医辨证属"脾胃虚弱，气阴两虚"者为数不少，治疗当健脾益气，益胃生津，以治其本，并视夹杂证之不同，分别以理气降逆、消食化滞等法，以兼治其标，从而标本兼顾，攻补兼施，则易取良效。本病案中医辨证属"脾胃虚弱，气阴两虚"，为本虚标实，虚实夹杂之证。治疗以补脾益气，益胃养阴，以治其本，据所夹杂证之不同，又予理气和胃，消食化滞，润肠通便，清泻胃热之法，而治其标，此为标本兼顾，攻补兼施之法。

### 案28 胃脘痛案

郭××，男，32岁，汉族，就诊时间：2014年1月16日。

【病案】胃脘部疼痛，稍有胀满，伴腹痛，偶有泛酸，无烧心，无嗳气，纳可，舌淡红，苔薄黄腻，脉细滑。

【辨证】胃脘部疼痛，稍有胀满，伴腹痛，偶有泛酸，舌淡红，苔薄黄腻，脉细滑，中医辨证属"脾胃虚弱，寒热错杂"。脾胃虚弱，失于温养，则胃脘部疼痛；脾胃升降失调，寒热错杂，气机痞塞，故胃脘部胀满；寒热错杂，胃中有热，则泛酸；舌淡红，苔薄黄腻，脉细滑，亦为寒热错杂之象。四诊合参，中医辨证属"脾胃虚弱，寒热错杂"，病位在脾、胃，病性虚实夹杂，本虚标实。脾胃虚弱为本，胃热为标。

【治法】健脾和胃，寒热并用，理气止痛。

【方药】自拟方。

| | | |
|---|---|---|
| 太子参16g | 白术16g | 茯苓16g |
| 青皮10 g | 陈皮10g | 枳壳13g |
| 法半夏10g | 砂仁10g | 郁金20g |
| 延胡索20g | 川楝子10g | 香附13g |
| 山药16g | 生薏苡仁16g | 蒲公英20g |

地丁草16g 　　　 干姜6g 　　　 白花蛇舌草20g

紫苏梗10g 　　　 制乳香、没药各10 g

七剂，水煎服，日一剂，早晚分两次餐后温服。

【复诊时间】2014年1月23日。

患者服上药后胃脘部疼痛、胀满、腹痛、泛酸已消失，舌淡红，苔薄黄，脉细滑，中医辨证属"脾胃虚弱，寒热错杂"，上方去青皮、地丁草、制乳香、制没药，继予七剂以巩固疗效。

【小结】胃脘痛中医辨证单纯属虚，或属实，或属寒、属热者较少，多为寒热错杂，本虚标实，虚实互见之证，治当寒热并用，攻补兼施，标本兼顾，方为辨证论治之道。本例病案中医辨证属"脾胃虚弱，寒热错杂，本虚标实"，治疗应遵循上述治疗原则，治以健脾化湿，寒热并用，攻补兼施，方可奏效。因此，中医治疗当先准确辨证，若治病不问辨证，则病必难除。

## 案29 胃脘痛案

才仁××，男，39岁，藏族，就诊时间：2014年1月27日。

【病案】胃脘部疼痛，嗳气，偶有泛酸，无烧心，无恶心、呕吐，纳可，大便略干，日行1次，舌淡红，苔薄黄，脉弦细。

【辨证】胃脘部疼痛，嗳气，偶有泛酸，纳可，大便略干，舌淡红，苔薄黄，脉弦细，中医辨证属"肝郁气滞，肝胃不和，兼有郁热"之证，肝失疏泄，气机阻滞，横逆犯胃，胃失和降，则胃脘疼痛、嗳气；气郁化火，肝胃郁热，肠失濡润，则泛酸、便干；舌淡红，苔薄黄，脉弦细，亦为肝郁胃热之象。四诊合参，中医辨证属"肝郁气滞，肝胃不和，兼有郁热"，病位在肝、胃，病性以邪实为主。

【治法】疏肝理气，和胃降逆，兼清胃热。

【方药】以四逆散加减化裁。

| | | |
|---|---|---|
| 柴胡10g | 白芍16g | 枳实10g |
| 瓜蒌16g | 槟榔16g | 当归16g |
| 莱菔子16g | 郁金20g | 延胡索20g |
| 川楝子10g | 香附13g | 旋覆花（包煎）10g |
| 黄芩10g | 蒲公英20g | 白花蛇舌草20g |
| 黄连10g | 降香6g | 代赭石（先煎）10g |
| 干姜6g | 甘草6g | |

七剂，水煎服，日一剂，早晚分两次餐后温服。

【小结】本病案中医辨证属"肝郁气滞，肝胃不和，兼有郁热"，治疗当疏肝和胃，理气降逆，方用四逆散治疗切合病机，但胃脘痛临床辨证单纯者较少，多有兼夹之证。本病案中医辨证即为肝胃气滞基础上兼夹有胃热，则治疗在疏肝和胃的同时，当加用清热解毒之品，以治其兼夹之证，方中黄连、黄芩、蒲公英、白花蛇舌草即为此治疗用药之意，加用干姜为佐制之意，以防苦寒之品伤胃。

### 案30　胃痞案

周××，女，51岁，藏族，就诊时间：2014年1月27日。

【病案】患者胃脘部胀满，午夜后加重，伴嗳气，稍有烧心，失眠，心慌，纳差，乏力，无泛酸，无恶心、呕吐，二便尚调，舌淡红，苔薄白，脉弦细。

【辨证】胃脘部胀满，午夜后加重，伴嗳气，稍有烧心，失眠，心慌，纳差，乏力，舌淡红，苔薄白，脉弦细，中医辨证属"气阴两虚，寒热错杂"之证。脾胃虚寒，内失温养，则胃脘部胀满，午夜后加重；胃阴亏虚，失于和降，浊气上逆，则嗳气；胃有蕴热，则烧心；心脾两虚，气阴不足，心神失养，脾失健运，则心慌，失眠、纳差、乏力；舌淡红，苔薄白，脉弦细，亦为脾胃虚弱之象。四诊合参，中医辨证属"气阴两虚，寒热错杂"之证，病位在脾、胃，病性虚实夹杂，寒热错杂，本虚标实。脾胃虚弱，气阴两虚为本，胃有蕴热为标。

【治法】益气养阴，健脾和胃，寒热并用。

【方药】自拟方。

| | | |
|---|---|---|
| 太子参16g | 白术16g | 茯苓16g |
| 丹参20g | 莪术13g | 青、陈皮各10g |
| 石斛16g | 乌梅16g | 玉竹13g |
| 郁金20g | 延胡索20g | 川楝子10g |
| 香附13g | 降香6g | 旋覆花（包煎）10g |
| 代赭石13g | 黄连6g | 黄芩6g |
| 蒲公英16g | 干姜6g | 白花蛇舌草16g |
| 砂仁10g | | |

七剂，水煎服，日一剂，早晚分两次餐后温服。

【小结】疾病辨证单纯属热，或属寒，或单纯属实、属虚者均较为少见，多辨证复杂，有虚实夹杂者，有寒热并见者，有气阴两虚者，或有以上两种证型并存者，则辨证更为复杂，治疗更为困难，临证之时，当细心揣度，准确辨证，灵活施治，不可失于详察，使治疗难以奏效。本病案辨证则比较复杂，虚实夹杂，寒热错杂，气阴两虚，三者并见，治疗尤为棘手，用药当兼顾标本，寒热并举，气阴双补，方可用药周全，不失于偏颇。胃脘胀满，午夜后加重，则有脾胃虚寒，当补之温之；烧心则为胃热之症，宜清之泻之；嗳气则有胃气上逆，故降之平之；失眠、心慌、纳差、乏力则为心脾两虚，气阴不足，当补益心脾，益气养阴，如此则治疗稳妥，全面周到，而有望治疗有效。

### 案31　胃脘痛案

秦××，男，64岁，汉族，就诊时间：2014年2月6日。

【病案】胃脘部胀满，疼痛，伴嗳气，偶有泛酸，无烧心，无恶心、呕吐，纳差，乏力，舌淡红，苔薄白，脉沉细。

【辨证】胃脘部胀满，疼痛，伴嗳气，偶有泛酸，纳差，乏力，舌淡红，苔薄白，脉沉细，中医辨证属"脾胃虚弱，气阴两虚"之证。气阴两虚，胃失所养，则胃脘胀满疼痛；脾胃虚弱，运化失健，气机阻滞，胃失和降，则嗳气；脾胃虚弱，运化无权，水谷不化，气血生化无源，则纳呆、乏力；舌淡红，苔薄白，脉沉细，亦为脾胃虚弱之象。四诊合参，中医辨证属"脾胃虚弱，气阴两虚"，病位在脾、胃，病性以正虚为主。

【治法】益气养阴，健脾行气，和胃降逆。

【方药】自拟方。

太子参16 g　　　　白术16 g　　　　茯苓16 g

| 青皮10g | 陈皮10g | 法半夏10g |
| 砂仁10g | 丹参20g | 山药16g |
| 郁金20g | 延胡索20g | 川楝子10g |
| 香附13g | 代赭石13g | 旋覆花（包煎）10g |
| 降香6g | 甘松10g | 生薏苡仁20g |
| 佛手10g | 干姜6g | 紫苏梗10g |

七剂，水煎服，日一剂，早晚分两次餐后温服。

【复诊时间】2014年2月13日。

患者服用上方后胃脘部胀满、疼痛、嗳气、泛酸、乏力明显减轻，纳食增加，舌淡红，苔薄白，脉沉细，中医辨证仍属"脾胃虚弱，气阴两虚"，上方去青皮、川楝子、生薏苡仁，加石斛12g，继予七剂，以善其后。

【小结】本病案中医辨证属"脾胃虚弱，气阴两虚"，治疗理应益气健脾，养阴生津。然脾胃为一身气机上下升降之枢纽，治疗胃脘痛必当通调中焦气机，否则病必难除，此为王老治疗胃脘痛的重要学术思想。本病案属胃脘痛范畴，治疗亦应遵循这一原则，且患者有嗳气等胃失和降的临床表现，治疗予健脾益气，养阴和胃之中加用理气通调之品，尤为切合临床实际，方中理气通降选用延胡索、川楝子、香附、旋覆花、代赭石、降香、紫苏梗、佛手之剂，为王老调理中焦气机之常用、惯用之举，可揣摩学习。

### 案32 胃脘痛案

赵××，女，49岁，汉族，就诊时间：2014年3月11日。

【病案】胃脘部隐痛，自觉胃脘部、两胁及后背烧灼感，无泛酸，无恶心、呕吐，无嗳气，伴便秘，失眠，纳差少食，舌淡红，少苔，脉沉细。

【辨证】胃脘部隐痛，自觉胃脘部、两胁及后背烧灼感，伴便秘，失眠，纳差少食，舌淡红，少苔，脉沉细，中医辨证属"胃阴亏虚，兼有胃热"。胃阴亏虚，胃失所养，则胃脘隐痛，胃脘、两胁、后背烧灼感；阴血不足，肠失濡润，则便秘；心血不足，心失所养，则失眠；舌淡红，少苔，脉沉细，亦为胃阴亏虚之象。四诊合参，中医辨证属"胃阴亏虚，兼有胃热"，病位在胃，病性虚实夹杂，本虚标实，胃阴不足为本，胃热内盛为标。

【治法】益胃生津，兼清胃热。

【方药】自拟方。

| 沙参16g | 白芍16 g | 麦冬13g |
| 青皮10g | 陈皮10g | 白术30g |
| 石斛16g | 茯苓13g | 玉竹13g |
| 百合16g | 远志10g | 酸枣仁20g |
| 山药16g | 紫苏梗10g | 生薏苡仁16g |
| 香橼10g | 黄连10g | 黄芩10g |
| 蒲公英20g | 干姜6g | 白花蛇舌草20g |

七剂，水煎服，日一剂，早晚分两次餐后温服。

【复诊时间】2014年3月18日。

患者服用上方后胃脘部隐痛，胃脘部、两胁及后背烧灼感较前明显减轻，大便调畅，夜眠改善，纳食增加，舌淡红，少苔，脉沉细，中医辨证仍为"胃阴亏虚"，上方去黄芩、黄连，加生黄芪20g，继予十剂，以巩固疗效。

【小结】本病案中医辨证属"胃阴亏虚，兼有胃热"，治疗当益胃生津，兼清胃热，自不待言。然滋阴生津之品，易滋腻碍胃，苦寒清热之药，则易损伤脾胃，故王老应用益胃生津之品时，多伍用少许健脾和胃之品，如方中陈皮、白术、茯苓、紫苏梗、香橼，以防其滋腻碍胃，时刻体现固护脾胃之意。

### 案33 胃脘痛案

赵××，女，50岁，汉族，就诊时间：2014年3月10日。

【病案】胃脘部疼痛，胀满，伴恶心，嗳气，泛酸，无烧心，纳差，二便尚调，舌淡红，苔白腻，脉细滑。

【辨证】胃脘部疼痛，胀满，伴恶心，嗳气，泛酸，舌淡红，苔白腻，脉细滑，中医辨证属"脾虚湿蕴"。脾主运化水湿，若脾胃虚弱，水湿不化，聚湿生痰，湿浊中阻，气机阻滞，则胃脘部疼痛、胀满；湿浊中阻，胃失和降，则恶心、嗳气；气机阻滞，郁久化热，肝胃郁热，故泛酸；舌淡红，苔白腻，脉细滑，亦为脾虚湿蕴之象。四诊合参，中医辨证属"脾虚湿蕴"，病位在脾、胃，病性虚实夹杂，本虚标实，脾胃虚弱为本，湿浊内蕴为标。

【治法】健脾化湿，芳香化浊，理气止痛。

【方药】以平胃散合香砂六君子汤加减化裁。

| | | |
|---|---|---|
| 厚朴10g | 苍术13g | 白豆蔻13g |
| 草豆蔻6g | 藿香13g | 生薏苡仁16g |
| 党参20g | 白术16g | 茯苓16g |
| 陈皮10g | 法半夏10g | 砂仁10g |

| | | |
|---|---|---|
| 山药16g | 海螵蛸16g | 煅瓦楞子16g |
| 大贝母16g | 紫苏梗10g | 鸡内金16g |

七剂，水煎服，日一剂，早晚分两次餐后温服。

【复诊时间】2014年3月18日。

患者服上方后胃脘部疼痛、胀满、恶心、嗳气、泛酸明显减轻，舌淡红，苔白微腻，脉细滑，中医辨证属"脾虚湿蕴"，上方去大贝母、瓦楞子，加桂枝10g，继服七剂，以巩固疗效。

【小结】"浊气在上，则生䐜胀"，若脾胃虚弱，则运化失健，水湿不化，湿浊中阻，浊阴不降，则呕恶、嗳气、脘腹胀满。其病因病机为脾虚失运，浊阴不降，病性虚实夹杂，本虚标实，脾虚为本，浊阴为标。治疗当为健脾化湿，芳香化浊，和胃降逆。王老临证多选用平胃散合香砂六君子汤加减化裁，则脾胃得健，浊阴得降，气机得畅，诸症易除。

## 案34　胃脘痛案

郭××，男，33岁，汉族，就诊时间：2014年3月18日。

【病案】胃脘部疼痛，胀满，伴纳差，乏力，稍有烧心，无恶心、呕吐，无嗳气，无泛酸，二便尚调，舌淡红，苔薄白，脉沉细。

【辨证】胃脘部疼痛，胀满，伴纳差，乏力，稍有烧心，舌淡红，苔薄白，脉沉细，中医辨证属"寒热错杂"。脾胃虚弱，运化失健，水谷不化，中焦气滞，则胃脘疼痛、胀满；兼有肝胃郁热，则烧心；脾胃虚弱，运化无权，水谷不化，则纳差、乏力；舌淡红，苔薄白，脉沉细，亦为脾胃虚弱之象。四

诊合参，中医辨证属"寒热错杂"，病位在脾、胃，病性虚实
夹杂，本虚标实，脾胃虚弱为本，兼有肝胃郁热。

【治法】补益脾胃，兼以清泄胃热。

【方药】自拟方。

| | | |
|---|---|---|
| 炒党参16g | 炒白术16 g | 茯苓16g |
| 砂仁6g | 法半夏6g | 青、陈皮各10g |
| 郁金16g | 延胡索16g | 川楝子10g |
| 香附13g | 竹茹10g | 黄连10g |
| 黄芩10g | 蒲公英20g | 白花蛇舌草20g |
| 干姜6g | 鸡内金16g | 紫苏梗10g |
| 佛手10g | 乌药10g | |

七剂，水煎服，日一剂，早晚分两次餐后温服。

【小结】胃脘痛部分患者中医辨证属"寒热错杂"，治疗
当寒热并用，清补兼施。本病案中医辨证属"寒热错杂"，治
疗遵循寒热并用，攻补兼施之法，在温补扶正的同时给予清泄
胃热之剂，方可取得良效。

### 案35　胃痞案

马××，男，58岁，汉族，就诊时间：2014年4月21日。

【病案】胃脘胀满，反复发作，生气后加重，近日胀满再
发，伴嗳气、恶心、纳差、身重，无泛酸、烧心，无呕吐，大
便不干，夜眠尚可，舌淡红，苔白腻，根部微黄，脉细滑。胃
镜提示：慢性萎缩性胃炎。

【辨证】胃脘胀满，反复发作，生气后加重，近日胀满再
发，伴嗳气、恶心、纳差、身重，舌淡红，苔白腻，根部微

黄，脉细滑，中医辨证属"湿浊中阻，兼有脾胃虚弱"。脾胃虚弱，运化失健，水湿不化，聚湿生痰，湿浊中阻，则胃脘胀满；湿浊中阻，浊阴不降，胃气上逆，故恶心、嗳气；脾胃虚弱，湿浊困脾，脾失健运，则纳呆、身重；舌淡红，苔白腻，根部微黄，脉细滑，亦为湿浊中阻之象。四诊合参，中医辨证属"湿浊中阻，兼有脾胃虚弱"，病位在脾、胃，病性虚实夹杂，脾虚为本，湿浊为标。

【治法】化湿降浊，健脾化痰，和胃降逆。

【方药】以平胃散合旋覆代赭汤加减化裁。

| 厚朴13g | 苍术13g | 白豆蔻13g |
|---|---|---|
| 草豆蔻6g | 陈皮10g | 法半夏10g |
| 砂仁10g | 藿香13g | 白芷10g |
| 干姜6g | 乌药16g | 大腹皮16g |
| 太子参16g | 白术16g | 茯苓16g |
| 鸡内金16g | 莱菔子16g | 旋覆花（包煎）10g |
| 代赭石13g | 降香6g | 黄连6g |
| 竹茹10g | | |

七剂，水煎服，日一剂，早晚分两次餐后温服。

【小结】临证之时，王老对于湿浊中阻之证，多采用苦温燥湿，芳香化浊，温散寒饮之法，本病案中医辨证为"湿浊中阻，兼有胃脾虚弱"之证，治疗采用上述三法合用，苦寒燥湿有平胃散，芳香化浊有草豆蔻、白豆蔻、藿香、白芷、砂仁之属，温散寒饮则用干姜、乌药之辈。此外，本病案主要临床表现为胃脘胀满，嗳气，恶心，纳差，身重，苔腻，脉细滑，正合仲景旋覆代赭汤"心下痞，噫气不除"之主证表现，故于化湿降浊之外合用旋覆代赭汤以健脾化痰，降逆下气，标本兼治，则嗳气可除，胃胀可平。

### 案36 胃痞案

贺××，女，71岁，汉族，就诊时间：2014年5月26日。

【病案】胃脘部胀满反复发作，无明显疼痛，偶有嗳气，无泛酸、烧心，纳可，二便调，舌淡红，少苔，脉沉细。

【辨证】胃脘胀满反复发作，伴嗳气，无泛酸、烧心，舌淡红，苔薄白，少苔，脉沉细，中医辨证属"脾胃虚弱，气阴两虚"。脾胃虚弱，失于温养，则胃脘胀满；脾胃虚弱，水湿不化，浊阴不降，胃气上逆，则嗳气；舌淡红，少苔，脉沉细，亦为脾胃气虚，胃阴不足之象。四诊合参，中医辨证属"脾胃虚弱，气阴两虚"，病位在脾、胃，病性以正虚为主。

【治法】健脾和胃，益气养阴。

【方药】以香砂六君子汤加减化裁。

| | | |
|---|---|---|
| 党参16g | 炒白术16g | 茯苓16g |
| 陈皮10g | 木香10g | 枳壳12g |
| 法半夏6g | 砂仁6g | 乌药10g |
| 山药16g | 大腹皮16g | 沙参13g |
| 百合13g | 代赭石13g | 旋覆花（包煎）16g |
| 降香6g | 紫苏梗10g | 佛手10g |

七剂，水煎服，日一剂，早晚分两次餐后温服。

【复诊时间】2014年6月2日。

患者服用上方后胃脘胀满、嗳气明显减轻，舌淡红，苔薄白，少苔，脉沉细，中医辨证仍属"脾胃虚弱，气阴两虚"，上方去党参、旋覆花、代赭石，加太子参12g，玉竹15g，继服十剂，以巩固疗效。

【小结】本病案中医辨证属"脾胃虚弱，气阴两虚"，治疗宜健脾和胃，益气养阴，然脾胃为人身气机上下通降之枢纽，治疗脾胃病必调畅气机。本病案在健脾益气，养阴的同时，加用陈皮、木香、枳壳、大腹皮、降香、紫苏梗、佛手等理气通降之品，即体现了上述脾胃病的治疗原则。

### 案37　胃脘痛案

李××，女，55岁，汉族，就诊时间：2014年6月16日。

【病案】胃脘部胀痛，伴嗳气，胃酸，烧心，进食辛辣、生冷后加重，纳可，二便尚调，舌淡红，苔白厚腻，脉沉细。

【辨证】胃脘胀痛，伴嗳气，胃酸，烧心，进食辛辣、生冷后加重，舌淡红，苔白厚腻，脉沉细，中医辨证属"脾虚湿蕴，湿浊中阻"。湿浊中阻，阻碍气机，则胃脘疼痛胀满；气机阻滞，郁久化热，肝胃郁热，则胃酸、烧心；胃失和降，则嗳气；舌淡红，苔白厚腻，脉沉细，亦为脾胃虚弱，湿浊中阻之象。四诊合参，中医辨证属"脾虚湿蕴，湿浊中阻"，病位在脾、胃，病性虚实夹杂，本虚标实，脾胃虚弱为本，湿浊中阻为标。

【治法】化湿和胃，芳香化浊。

【方药】以平胃散加减化裁。

| 厚朴13g | 炒苍术13g | 白豆蔻10g |
| 草豆蔻6g | 藿香13g | 法半夏10g |

| | | |
|---|---|---|
| 砂仁10g | 陈皮10g | 郁金20g |
| 延胡索20g | 川楝子10g | 香附13g |
| 丹参20g | 黄连10g | 白花蛇舌草20g |
| 黄芩10g | 蒲公英20g | 旋覆花（包煎）10g |
| 代赭石13g | 降香10g | 干姜6g |
| 莱菔子16g | 鸡内金16g | |

七剂，水煎服，日一剂，早晚分两次餐后温服。

【小结】脾主运化水湿，若脾胃虚弱，则水湿不化，聚湿生痰，致湿浊中阻，浊阴不降，则胃脘胀痛、嗳气。因此化浊降逆成为治疗胃脘痛之大法，王老基于以上认识，采用化湿和胃，芳香化浊，理气降逆之法治疗胃脘痛取得满意疗效。本病案中医辨证属"脾虚湿蕴，湿浊中阻"，治疗以平胃散加减化裁，以化湿降浊，和胃降逆，从而获取良效。

### 案38　胃脘痛案

尼玛××，男，38岁，藏族，就诊时间：2014年7月24日。

【病案】胃脘部疼痛反复发作，每于饮食不慎时即发，近日疼痛再发，伴嗳气频作，时感烧心，无泛酸，无恶心、呕吐，无口苦，纳食可，二便尚调，舌淡红，苔薄白微腻，脉沉细。胃镜检查提示：慢性萎缩性胃炎。

【辨证】胃脘部疼痛反复发作，每于饮食不慎时即发，近日疼痛再发，伴嗳气频作，时感烧心，纳食可，舌淡红，苔薄白微腻，脉沉细，中医辨证属"寒热错杂，脾虚痰阻"。脾虚痰阻，寒热错杂，气机阻滞，则胃脘疼痛，每遇饮食不慎则发；脾虚痰阻，胃气上逆，则嗳气频作；胃热内炽，则烧心；舌淡红，苔薄白微腻，脉沉细，亦为脾虚痰阻之象。四诊合参，中医辨证属"寒热错杂，脾虚痰阻"，病位在脾、胃，病性虚实夹杂，本虚标实，脾胃虚弱为本，痰浊、胃热为标。

【治法】健脾益气，寒热并用。

【方药】以旋覆代赭汤合半夏泻心汤加减化裁。

| | | |
|---|---|---|
| 太子参10g | 白术10g | 茯苓16 g |
| 枳壳13g | 木香10g | 青、陈皮各10g |
| 法半夏6g | 砂仁10g | 郁金20g |
| 延胡索20g | 川楝子10g | 香附13g |
| 山药16g | 海螵蛸16g | 煅瓦楞子16g |
| 代赭石13g | 降香6g | 旋覆花（包煎）10g |
| 黄连10g | 黄芩10g | 蒲公英20g |
| 干姜10g | 白花蛇舌草20g | |

七剂，水煎服，日一剂，早晚分两次餐后温服。

【复诊时间】2014年7月31日。

患者服上方后胃脘部疼痛、嗳气、烧心均明显减轻，纳食好，舌淡红，苔薄白微腻，脉沉细，中医辨证仍属"寒热错杂，脾虚痰阻"，上方去青皮、川楝子、旋覆花、代赭石，黄连量减为3g，加小茴香10g，继服七剂，以巩固疗效。

【小结】胃脘痛部分病例属寒热错杂，治当寒热并用，辛开苦降，王老临证之时常用半夏泻心汤治疗，本病案中医辨证属"寒热错杂"，并有"脾虚痰阻，胃气上逆"，症见胃脘疼痛、嗳气，故治疗除选用半夏泻心汤外，还合用旋覆代赭汤以健脾化痰，下气降逆，则有望取得良效。

## 案39　胃脘痛案

胡××，男，26岁，汉族，就诊时间：2014年7月10日。

【病案】胃脘部胀满，疼痛，反复发作，进食油腻后加重，伴纳差、恶心，两胁疼痛，腹部不适，无反酸、烧心，二便调，舌淡红，苔白微腻，脉细滑。

【辨证】胃脘部疼痛，胀满，反复发作，进食油腻后加重，伴纳差、恶心，腹部不适，舌淡红，苔白微腻，脉细滑。中医辨证属"脾胃虚弱"。脾胃虚弱，运化失健，水谷不化，则进食油腻后加重，纳差食少；湿浊中阻，浊阴不降，胃失和降，则恶心；苔白微腻，脉细滑，亦为湿阻之象。四诊合参，中医辨证属"脾胃虚弱"。病位在脾、胃，病性虚实夹杂，本虚标实，脾虚为本，湿阻为标。

【治法】健脾和胃，理气止痛。

【方药】以香砂六君子汤加减化裁。

| | | |
|---|---|---|
| 太子参13g | 炒白术16g | 茯苓16g |
| 陈皮10g | 青皮10g | 枳壳13g |
| 法半夏6g | 砂仁10g | 郁金16g |
| 延胡索16g | 制香附10g | 炒川楝子10g |
| 山药16g | 海螵蛸16g | 煅瓦楞子16g |
| 丹参16g | 鸡内金16g | 神曲16g |
| 莱菔子16g | 炒麦芽10g | |

七剂，水煎服，日一剂，早晚分两次餐后温服。

【复诊时间】2014年7月17日。

患者服上药后胃脘部疼痛、胀满、恶心、腹部不适较前明显减轻，纳食增加，舌淡红，苔白微腻，脉细滑，中医辨证仍属"脾胃虚弱"，上方去青皮、川楝子，加紫苏梗15g，继予七剂，以巩固疗效。

【小结】胃脘痛属"脾胃虚弱"者较为常见，然脾失健运，则多兼见夹杂之证，临床以气滞、食积多见，治疗不应仅健脾，而需兼顾兼夹之证，予以理气、消食。况脾胃为一身气机上下升降之枢纽，治疗脾胃病当通畅气机，气机得畅，则脾得健运，病症易除。本病案中医辨证属"脾胃虚弱，夹有气滞、食积"，治疗当健脾为要，兼以理气、消食，标本兼顾，方可收取良效。

### 案40　胃疡案

李××，男，30岁，汉族，就诊时间：2014年8月4日。

【病案】近两周自觉胃脘部位疼痛，空腹时尤甚，进食后减轻伴恶心，纳差，乏力，便溏，无泛酸，烧心，无嗳气，小便尚调，夜眠可，舌淡红，苔薄白，脉沉细弱。胃镜提示：十二指肠球部溃疡（A1期），慢性浅表性胃炎伴糜烂。

【辨证】胃脘部疼痛，空腹时尤甚，进食后缓解，伴恶心，纳差，乏力，无反酸，烧心，舌淡红，苔薄白，脉沉细弱，中医辨证属"脾胃虚弱"。脾胃虚弱，运化失权，水谷不化，内失温养，则胃脘疼痛；空腹时，气血不足，正气方虚，不能胜邪，则胃脘疼痛尤甚；进食后，正气得助，胃得充养，则疼痛减轻；脾虚不运，水谷不化，胃失和降，则恶心、纳差、乏力；舌淡红，苔薄白，脉沉细弱，亦为脾胃气虚之象。四诊合参，中医辨证属"脾胃虚弱"，病位在脾、胃，病性以正虚为主。

【治法】健脾益气，和胃止痛。

【方药】以香砂六君子汤加减化裁。

| | | |
|---|---|---|
| 黄芪20g | 太子参16g | 白术16g |
| 茯苓16g | 法半夏6g | 当归10g |
| 山药16g | 郁金10g | 竹茹10g |
| 川楝子10g | 香附10g | 海螵蛸16g |
| 延胡索16g | 赤石脂16g | 莲子16g |
| 炮姜10g | 大贝母16g | 白及16g |
| 鸡内金16g | 佛手10g | |

七剂，水煎服，日一剂，早晚分两次餐后温服。

【复诊时间】2014年8月11日。

患者服上药后胃脘部疼痛、恶心、纳差、乏力明显减轻，舌淡红，苔薄白，脉沉细弱，中医辨证仍属"脾胃虚弱"，上方去竹茹，加乳香、没药各10g，继予十剂，以善其后。

【小结】"胃疡"中医辨证仍属"脾胃虚弱"者治以健脾益气，制酸敛疮自是常法。本病案中医诊断为"胃疡"，辨证为"脾胃虚弱"，治予健脾益气亦不例外，除此，本病案遣方用药特别之处：用黄芪以益气，生肌，敛疮；加用当归以活血，养血，生肌敛疮；山药煎煮后释出黏液，有保护胃黏膜作用，且此药本有健脾之功，并与同样具有胃黏膜保护作用的白及同用，以共同促进溃疡愈合，收到良好的疗效。

### 案41　胃脘痛案

赵××，女，46岁，汉族，就诊时间：2014年9月8日。

【病案】胃脘部疼痛，胀满，反复发作，伴恶心，呕吐，嗳气，无泛酸、烧心，纳可，二便尚调，舌淡红，苔白微腻，脉细滑。胃镜提示：慢性浅表性胃炎，反流性食管炎。

【辨证】胃脘部疼痛，胀满，反复发作，伴恶心，呕吐，嗳气，舌淡红，苔白微腻，脉细滑，中医辨证属"脾虚湿蕴"。脾胃虚弱，水湿不化，湿浊中阻，中焦气滞，则胃脘疼痛、胀满；湿浊中阻，浊阴不降，胃气上逆，则恶心、呕吐、嗳气；舌淡红，苔白微腻，脉细滑，亦为脾虚湿蕴之象。四诊合参，中医辨证属"脾虚湿蕴"，病位在脾、胃，病性虚实夹杂，本虚标实，脾胃虚弱为本，湿浊中阻为标。

【治法】健脾和胃，化湿降浊。

【方药】以平胃散合香砂六君子汤加减化裁。

| | | |
|---|---|---|
| 川厚朴10g | 苍术10g | 白术10g |
| 白豆蔻10g | 草豆蔻6g | 陈皮10g |
| 法半夏6g | 砂仁10g | 木香10g |
| 枳实10g | 郁金20g | 延胡索20g |
| 川楝子10g | 吴茱萸6g | 山药16g |
| 乌药10g | 党参16g | 茯苓16g |
| 代赭石13g | 降香6g | 旋覆花（包煎）10g |
| 鸡内金16g | 甘草6g | |

七剂，水煎服，日一剂，早晚分两次餐后温服。

【小结】本病案中医辨证属"脾虚湿蕴"，脾失健运，水湿不化，湿浊中阻，清阳不升，浊阴不降，胃失和降，则恶心、呕吐、嗳气。治疗当健脾和胃，化湿降浊，理气止痛。健脾和胃，予香砂六君子之类；芳香化浊，投平胃之属；理气降逆，用木香、枳实、郁金、延胡索、川楝子、降香、旋覆花、代赭石诸药。诸药共用，以健脾化浊，标本兼顾，疾病可愈。

### 案42　胃痞案

李××，女，44岁，汉族，就诊时间：2014年9月16日。

【病案】胃脘胀满，反复发作，伴烧心，无胃脘部疼痛，无恶心，呕吐，无泛酸，纳可，大便干燥，舌淡红，少苔，脉沉细。

【辨证】胃脘胀满，反复发作，伴烧心，大便干燥，舌淡红，少苔，脉沉细，中医辨证属"胃阴不足"。胃阴不足，失于濡润，则胃脘胀满；胃阴不足，阴虚内热，则烧心；胃阴不足，肠失濡润，则大便干燥；舌淡红，少苔，脉沉细，亦为胃阴不足之象。四诊合参，中医辨证属"胃阴不足"，病位在胃，病性以正虚为主。

【治法】益胃生津，理气通降，润肠通便。

【方药】以益胃汤加减化裁。

| | | |
|---|---|---|
| 沙参16g | 麦冬16g | 白芍30g |
| 石斛16g | 玉竹13g | 瓜蒌16g |
| 枳实13g | 槟榔16g | 厚朴13g |
| 莱菔子16g | 二丑6g | 郁金20g |
| 延胡索20g | 川楝子10g | 香附13g |
| 黄连10g | 黄芩10g | 蒲公英20g |
| 鸡内金16g | 佛手10g | 白花蛇舌草20g |
| 干姜6g | | |

七剂，水煎服，日一剂，早晚分两次餐后温服。

【复诊时间】2014年9月23日。

患者服上方后胃脘胀满、烧心明显减轻，大便调畅，每日1次，舌淡红，少苔，脉沉细，中医辨证仍属"胃阴不足"，上方去枳实、黄连、黄芩，继服七剂，以继续巩固疗效。

【小结】本病案中医辨证属"胃阴不足"，治疗自当益胃养阴。但脾胃为一身气机升降之枢纽，脾胃疾病自当调畅气机。胃为六腑之一，以通为用，以降为顺，治疗脾胃疾病以通降胃腑为主。该患者胃脘胀满、大便干燥，此乃胃气阻滞，肠失通降之症，治疗需调畅气机，通降胃肠。本病案在益胃养阴之时，同时加用理气通降之品，即为上述脾胃病以通降为治疗原则的具体体现。

## 案43　胃痞案

林××，男，55岁，汉族，就诊时间：2014年9月24日。

【病案】胃脘部痞满不舒反复发作，每于进食生冷或受凉后加重或诱发，伴恶心、纳差，右胁胀满，无反酸、烧心，无嗳气，自觉乏力，舌淡红，苔白微腻，脉细弱。

【辨证】胃脘痞满不舒反复发作，每于进食生冷或受凉后加重或诱发，伴恶心、纳差，右胁胀满，无反酸、烧心，无嗳气，自觉乏力，舌淡红，苔白微腻，脉细弱，中医辨证属"脾胃虚寒"。脾胃虚弱，失于温养，寒凝气滞，则胃脘部痞满，每于进食生冷或受凉后加重或诱发；脾胃虚弱，运化失健，水湿不化，浊阴不降，胃失和降，则恶心、纳差、乏力；舌淡红，苔白微腻，脉细弱亦为脾虚湿阻之象。四诊合参，中医辨证属"脾胃虚寒"，病位在脾、胃，病性虚实夹杂，本虚标实，脾胃虚寒为本，湿浊中阻为标。

【治法】健脾和胃，温中散寒。

【方药】以六君子汤合理中汤加减化裁。

| 太子参16g | 白术16g | 茯苓16g |
| 陈皮10g | 法半夏6g | 砂仁10g |
| 枳壳13g | 乌药13g | 大腹皮16g |
| 干姜6g | 生薏苡仁16g | 郁金20g |
| 延胡索10g | 山药16g | 白及13g |
| 海螵蛸16g | 大贝母16g | 鸡内金16g |

六剂，水煎服，日一剂，早晚分两次餐后温服。

【小结】胃癌中医辨证属"脾胃虚寒"者，自当健脾益气，温中散寒，王老临证之时惯用理气汤或黄芪建中汤合香砂六君子汤加减化裁，灵活施用，并注意加用调畅中焦气机之剂以及化湿和胃之剂，以调畅气机，化湿降浊，则脾胃健运，湿浊得化，诸病易除。本病案中医辨证属"脾胃虚寒"，治疗以健脾和胃，温中散寒，适当配伍理气降逆，化湿降浊之品，即是此意。

## 案44 胃脘痛案

马××，男，26岁，汉族，就诊时间：2014年10月13日。

【病案】胃脘部疼痛，空腹时加重，早餐后恶心、呕吐，无嗳气，无反酸及烧心，自觉心烦，纳食可，二便调，夜眠尚调，舌淡红，苔薄白，脉沉细。

【辨证】胃脘部疼痛，空腹时加重，伴恶心、呕吐，心烦，无反酸及烧心，舌淡红，苔薄白，脉沉细，中医辨证属

"脾虚肝郁,肝胃不和"。脾胃虚弱,失于温养,则胃脘部疼痛,空腹时加重;肝气郁滞,瘀久化热,则心烦;脾虚不运,胃气上逆,则恶心、呕吐;舌淡红,苔薄白,脉沉细,亦为脾胃虚弱之象。四诊合参,中医辨证属"脾虚肝郁,肝胃不和",病位在肝、脾、胃,病性属虚实夹杂,本虚标实,气滞为标,脾胃虚弱为本。

【治法】健脾和胃,疏肝理气。

【方药】以四君子汤合柴胡疏肝散加减化裁。

| | | |
|---|---|---|
| 党参10g | 茯苓16g | 白术16g |
| 陈皮10g | 法半夏10g | 砂仁10g |
| 柴胡10g | 炒白芍16g | 藿香13g |
| 竹茹10g | 干姜6g | 郁金16 g |
| 延胡索16g | 川楝子10g | 香附13g |
| 紫苏梗10g | 石斛16g | 麦冬16g |

七剂,水煎服,日一剂,早晚分两次餐后温服。

【复诊时间】2014年10月20日。

患者服上方后胃脘部疼痛、恶心、呕吐、心烦均消失,舌淡红,苔薄白,脉沉细。中医辨证仍属"脾虚肝郁,肝胃不和",上方去竹茹,加山药20g,继予十剂,以巩固疗效。

【小结】胃脘痛中医辨证属"脾胃虚弱"者,治当健脾益气。肝主疏泄条达,脾得肝木疏泄助运,则脾胃健运。若肝木不疏,木不疏土,则脾亦壅滞不运,故临床可见肝脾同病,土虚木乘之症,则治以疏肝健脾。本病案中医辨证属"脾虚肝郁,肝胃不和",治疗宜疏肝健脾,肝木得疏,则脾得健运,诸病易除。

### 案45 胃脘痛案

胡××，男，50岁，汉族，就诊时间：2014年10月23日。

【病案】胃脘部疼痛，胀满，每于进食粗硬、辛辣食物后加重，伴纳差，乏力，便溏，无恶心、呕吐，无反酸、烧心，舌淡红，苔白腻，脉滑。

【辨证】胃脘部疼痛，胀满，每于进食粗硬、辛辣食物后加重，伴纳差，乏力，便溏，无恶心、呕吐，无反酸、烧心，舌淡红，苔白腻，脉滑，中医辨证属"脾胃虚弱"。脾胃虚弱，运化失健，水湿不化，湿浊中阻，故胃脘疼痛、胀满；进食粗硬、辛辣后则更伤脾胃，则胃脘疼痛加重；脾胃虚弱，运化无权，水谷不化，水湿内蕴，清浊不分，则纳差、乏力、便溏；舌淡红，苔白腻，脉滑，亦为脾虚湿蕴之象。四诊合参，中医辨证属"脾胃虚弱"。病位在脾、胃，病性虚实夹杂，本虚标实，脾胃虚弱为本，湿浊内蕴为标。

【治法】健脾化湿，理气止痛。

【方药】以香砂六君子汤加减化裁。

| | | |
|---|---|---|
| 太子参13g | 炒白术16g | 茯苓16g |
| 陈皮10g | 法半夏10g | 砂仁10g |
| 香附10g | 白豆蔻10g | 草豆蔻6g |
| 藿香13g | 郁金16g | 延胡索16g |
| 川楝子10g | 山药16g | 紫苏梗10g |
| 甘松10g | 佛手10g | 莱菔子16g |

七剂，水煎服，日一剂，早晚分两次餐后温服。

【复诊时间】2014年10月30日。

患者服上药后胃脘部疼痛、胀满、纳差、乏力、便溏均明显减轻，舌淡红，苔薄白，脉滑，中医辨证仍属"脾胃虚弱"，上方去川楝子、莱菔子、草豆蔻，加鸡内金10g，炙黄芪15g，继予十剂，以善其后。

【小结】脾主运化水湿，若脾胃虚弱，水湿不化，则湿浊中阻，中焦气滞，而致胃脘疼痛、胀满。本病案中医辨证属"脾胃虚弱"，病性虚实夹杂，本虚标实，脾胃虚弱为本，湿浊内蕴为标。治疗除健脾益气外，当运脾化湿，芳香降浊，标本兼治，方可奏效。本病案以六君子汤健脾化湿，以砂仁、白豆蔻、草豆蔻、藿香之属芳香化湿，即为此意。

### 病案46 胃脘痛案

樊××，男，48岁，汉族，就诊时间：2014年10月30日。

【病案】胃脘部胀满，偶有隐痛，伴嘈杂，口干喜饮，无泛酸、烧心，无恶心、呕吐，无嗳气、纳差，大便略干，每日一行，舌淡红，少苔，脉沉细。

【辨证】胃脘部胀满，偶有隐痛，伴嘈杂，口干喜饮，纳差，大便略干，舌淡红，少苔，脉沉细，中医辨证属"胃阴亏虚"。胃阴亏虚，失于濡养，则胃脘胀满隐痛、嘈杂、口干；津液不足，大肠失于濡润，水不行舟，则大便略干；舌淡红，少苔，脉沉细，亦为阴虚之象。四诊合参，中医辨证属"胃阴亏虚"，病位在胃，以本虚为主。

【治法】益胃生津。

【方药】自拟方。

沙参16g          白芍 16g          石斛16g

| 乌梅16g | 陈皮10g | 法半夏6g |
|---|---|---|
| 砂仁10g | 竹茹10g | 山药16g |
| 鸡内金16g | 莱菔子16g | 紫苏梗10g |
| 佛手10g | 厚朴花10g | |

七剂，水煎服，日一剂，早晚分两次餐后温服。

【复诊时间】2014年11月7日。

患者服用上方后胃脘部胀满、隐痛、嘈杂、口干较前明显减轻，舌淡红，少苔，脉沉细，中医辨证仍属"胃阴亏虚"，上方去法半夏，加太子参10g，继服七剂。

【小结】临床胃脘痛中医辨证属"胃阴亏虚"者常可见到，治疗当益胃生津。胃以通为用，以降为顺，在滋阴养胃的同时应加用和胃降逆，理气顺气之品，以顺应胃之生理本性，同时又可防止养阴之剂滋腻碍胃。本病案中医辨证属"胃阴亏虚"，治疗在养胃生津的基础上，加用和胃降逆之品，即是以上中医治疗观念的体现。

### 案47 胃脘痛案

苏××，女，35岁，汉族，就诊时间：2014年11月10日。

【病案】胃脘部疼痛，胀满反复发作3年余，每于生气后加重，伴嗳气、恶心、无泛酸、烧心，纳食可，二便调，舌淡红，苔白腻，脉滑。

【辨证】胃脘部疼痛胀满，每于生气后加重，伴嗳气，恶心，舌淡红，苔白腻，脉滑，中医辨证属"肝胃气滞，湿浊中阻"。肝胃气滞，失于疏泄，横逆犯胃，脾失健运，水湿不化，湿浊中阻，气机阻滞，则胃脘胀满、疼痛；肝胃气滞，胃失和降，则嗳气、恶心；舌淡红，苔白腻，脉滑，亦为脾虚湿蕴之象。四诊合参，中医辨证属"肝胃气滞，湿浊中阻"，病位在肝、脾、胃，病性虚实夹杂，本虚标实，肝胃气滞，湿浊中阻为标，脾胃虚弱为本。

【治法】疏肝理气，化湿和胃。

【方药】以柴胡疏肝散合平胃散加减化裁。

| | | |
|---|---|---|
| 柴胡10g | 炒白芍20g | 当归13g |
| 川芎13g | 枳壳13g | 郁金20g |
| 延胡索20g | 川楝子10g | 香附13g |
| 厚朴10g | 苍术10g | 白豆蔻10g |
| 草豆蔻6g | 白芷10g | 山药16g |
| 旋覆花10g | 代赭石13g | 降香6g |
| 木香10g | 干姜6g | |

七剂，水煎服，日一剂，早晚分两次餐后温服。

【复诊时间】2014年11月17日。

患者服用上方后胃脘部疼痛、胀满、嗳气、恶心消失，舌淡红，苔白微腻，脉滑，中医辨证属"肝胃气滞，湿浊中阻"，去白豆蔻、代赭石，加郁金10g，继予七剂，以巩固疗效。

【小结】本病案中医辨证属"肝胃气滞，湿浊中阻"，治当疏肝理气，化湿和胃。肝胃气滞，横逆犯胃，脾失健运，水湿不化，湿浊中阻，治疗则疏肝化湿并用，化湿之法，方用苦温燥湿之剂与芳香化湿之品合用，其中苍术、厚朴苦温燥湿，白豆蔻、草豆蔻、白芷则芳香化浊，湿浊尽除，则胀痛可平。

## 案48　胃痞案

马××，男，60岁，汉族，就诊时间：2014年11月27日。

【病案】胃脘胀满，反复发作，近日再发，伴口中黏腻不爽，口臭，入睡后流涎，腰痛，无胃脘疼痛，无泛酸、烧心，无恶心、呕吐，无嗳气，纳差，二便尚调，舌淡红，苔白腻，脉细滑。

【辨证】胃脘胀满，反复发作，伴口中黏腻不爽，口臭，入睡后流涎，纳差，二便尚调，舌淡红，苔白腻，脉细滑，中医辨证属"脾虚湿蕴"。脾胃虚弱，运化失健，水湿不化，湿浊中阻，阻碍气机，中焦气滞，则胃脘胀满；湿浊中阻，浊阴不降，则口中黏腻不爽，口臭；脾胃虚弱，脾不摄津，则入睡后流涎；脾虚湿阻，运化无权，水谷不化，则纳食减少；舌淡红，苔白腻，脉滑，为湿阻中焦之象。四诊合参，中医辨证属"脾虚湿蕴"，病位在脾、胃，病性为虚实夹杂，本虚标实，脾虚为本，湿阻为标。

【治法】化湿健脾，和胃降浊。

【方药】以平胃散合三仁汤加减化裁。

| | | |
|---|---|---|
| 厚朴13g | 苍术13g | 白豆蔻10g |
| 草豆蔻6g | 陈皮10g | 法半夏10g |
| 砂仁10g | 藿香13g | 佩兰13g |
| 白芷10g | 党参16g | 白术16g |
| 茯苓16g | 山药16g | 杏仁10g |
| 莱菔子16g | 乌药10g | 生薏苡仁16g |
| 干姜6g | 甘草3g | |

七剂，水煎服，日一剂，早晚分两次餐后温服。

【小结】王老指出湿浊中阻之胃痞的治疗当苦温燥湿，配以芳香降浊，苦温燥湿常用平胃散，芳香化湿，则藿香、佩兰、白芷、白豆蔻、草豆蔻、砂仁之类，并进一步指出治疗湿浊，当以温药和之，常用干姜、桂枝之属，湿浊顽疾，胶固不去，可加莱菔子，使湿浊之邪从大肠而去。

### 案49　胃痞案

翟×，男，42岁，汉族，就诊时间：2014年12月8日。

【病案】胃脘不适，反复发作，进食稍多则感胀满，无明显胃脘部疼痛，伴嗳气，稍有恶心、口干，无呕吐，无泛酸、烧心，纳差，二便尚调，舌淡红，苔白腻，脉滑。

【辨证】胃脘不适，反复发作，进食稍多则感胀满，伴嗳气，稍有恶心、口干，纳差，二便尚调，舌淡红，苔白腻，脉滑，中医辨证属"脾虚湿蕴"。脾胃虚弱，运化失健，水湿不化，阻于中焦，中焦气机不畅，则胃脘不适、胀满；湿阻中焦，浊阴不降，胃气上逆，则嗳气、恶心；脾虚湿阻，运化无权，水谷不化，则纳食减少；舌淡红，苔白腻，脉滑，为湿阻中焦之象。四诊合参，中医辨证属"脾虚湿蕴"，病位在脾、胃，病性为虚实夹杂，本虚标实，脾虚为本，湿阻为标。

【治法】化湿健脾，和胃降浊。

【方药】以平胃散合三仁汤加减化裁。

| 厚朴13g | 苍术13g | 白豆蔻10g |
| 草豆蔻6g | 陈皮10g | 法半夏10g |

| | | |
|---|---|---|
| 砂仁10g | 大腹皮16g | 乌药10g |
| 生薏苡仁16g | 连翘16g | 竹茹10g |
| 干姜6g | 太子参16g | 白术16g |
| 茯苓16g | 莱菔子16g | 山药16g |
| 杏仁10g | 鸡血藤16g | |
| 甘草3g | | |

七剂，水煎服，日一剂，早晚分两次餐后温服。

【小结】胃痞辨证属"脾虚湿阻"者甚多，脾主运化，若脾虚，则运化失健，水湿不化，湿浊中阻，乃属本虚标实之证。临证治疗宜健脾化湿，标本兼顾，若仅化湿，则脾难健运，仅健脾，则湿浊难化，必健脾化湿并举，则脾健水湿易化，湿去则脾得健运，临床王老常选用平胃散与三仁汤合方治疗，常常取得良好疗效。

### 案50 胃脘痛案

顾××，女，37岁，就诊时间：2015年1月19日。

【病案】胃脘部隐痛，反复发作，近1周再发，伴口干舌燥，喜饮，嘈杂，略感恶心，无泛酸、烧心，无嗳气，纳差，二便尚调，夜眠可，舌淡红，少苔，脉弦细。胃镜检查提示：慢性萎缩性胃炎。

【辨证】胃脘部隐痛，反复发作，伴口干舌燥，喜饮，嘈杂，恶心，纳差，舌淡红，少苔，脉弦细，中医辨证属"胃阴亏虚"。胃阴亏虚，则胃失濡养，故自觉胃脘部隐痛、嘈杂；胃阴亏虚，津不上乘而口干；胃阴不足，受纳无权，则纳差、恶心；舌淡红，少苔，脉弦细，亦为阴亏津少之象。四诊合参，中医辨证属"胃阴亏虚"，病位在胃，病性以正虚为主。

**【治法】**益胃生津，理气止痛。

**【方药】**以沙参麦门冬汤加减化裁。

| | | |
|---|---|---|
| 沙参16g | 白芍16g | 乌梅16g |
| 麦冬16g | 玄参13g | 黄连6g |
| 竹茹10g | 郁金16g | 石斛16g |
| 延胡索16g | 川楝子10g | 香附10g |
| 山药16g | 紫苏梗10g | 生薏苡仁16g |
| 佛手10g | | |

七剂，水煎服，日一剂，早晚分两次餐后温服。

**【复诊时间】**2015年1月26日。

患者服用上方后胃脘部隐痛、口干舌燥、嘈杂、恶心较前明显减轻，纳食增加，舌淡红，少苔，脉弦细，中医辨证仍属"胃阴亏虚"，上方去薏苡仁、竹茹，加玉竹15g，继予十剂以增强疗效。

**【小结】**胃脘痛中医辨证属"胃阴亏虚"，治疗应养胃养阴，生津润燥，乃正治之法。本病案中医辨证为"胃阴亏虚"，自当治以益胃生津。然胃以通为用，以降为顺，在养胃生津的同时应加用和胃降逆，理气调达之品，以顺应胃之生理本性。本病案遣方用药，即体现了以上治疗观点，在益胃养阴的同时，加用延胡索、川楝子、香附、紫苏梗、佛手诸药，以调畅气机，理气和胃，则病去而胃安。同时可防养胃滋阴，润燥生津之品滋腻碍胃之弊。此外，本病案用药中加用黄连、玄参以清胃热，防胃热伤及胃阴。

## 案51　胃脘痛案

吴××，男，48岁，就诊时间：2015年5月20日。

【病案】胃脘部疼痛反复发作，入夜明显，食后胃脘胀满，稍有泛酸，伴嗳气，纳差，乏力便溏，舌暗淡，苔薄白，脉沉细。

【辨证】胃脘部疼痛反复发作，入夜明显，食后胃脘胀满，稍有泛酸，伴嗳气，纳差，乏力便溏，舌暗淡，苔薄白，脉沉细，中医辨证属"脾胃虚弱，瘀血阻络"。脾胃虚弱，内失温养，则胃脘疼痛，食后胀满；入夜属阴，瘀血阻络，故入夜痛甚；脾胃虚弱，运化失司，水湿不化，浊阴上泛，则嗳气、纳差、乏力、便溏；舌暗淡，苔薄白，脉沉细，亦为脾胃虚弱，瘀血阻络之象。四诊合参，中医辨证属"脾胃虚弱，瘀血阻络"，病位在脾、胃，病性虚实夹杂，本虚标实，脾胃虚弱为本，瘀血阻络为标。

【治法】健脾和胃，活血理气。

【方药】以香砂六君子汤合金铃子散加减化裁。

| | | |
|---|---|---|
| 太子参16g | 白术16g | 茯苓16g |
| 法半夏10g | 砂仁10g | 青、陈皮各10g |
| 枳壳13g | 乌药10g | 郁金20g |
| 延胡索20g | 川楝子10g | 香附13g |
| 海螵蛸16g | 煅瓦楞子16g | 旋覆花（包煎）10g |
| 代赭石13g | 降香6g | 山药16g |
| 干姜6g | 丹参20g | 紫苏梗10g |

七剂，水煎服，日一剂，早晚分两次餐后温服。

【小结】王老认为胃脘胀满，食后则胀，多属虚证，即脾胃虚弱或虚寒，如有脾虚证其他表现，如纳差、乏力、便溏、消瘦，辨证属脾虚则更为确凿无疑。胃脘疼痛，入夜尤甚，则辨证非虚即瘀，若痛如针刺，固定不移，舌有瘀点或瘀斑，脉涩，则属血瘀。本病案食后胃胀，入夜胃痛加重，伴纳差、乏力，便溏，舌暗淡，苔薄白，脉沉细，则中医辨证属"脾胃虚弱，瘀血阻络"，治宜健脾和胃，活血理气，自当收取良效。

## 案52　胃脘痛案

刘××，女，50岁，就诊时间：2015年6月24日。

【病案】空腹时胃脘部疼痛，进食后缓解，食后胃胀，反复发作，伴泛酸，烧心，口苦，嗳气，舌根及咽部不适，纳差，二便调，舌淡红，苔黄微腻，脉弦。

【辨证】空腹时胃脘部疼痛，进食后缓解，食后胃胀，反复发作，伴泛酸，烧心，口苦，嗳气，纳差，舌淡红，苔黄微腻，脉弦，中医辨证属"脾胃虚弱，寒热错杂"。脾胃虚弱，内失温养，则胃脘疼痛，进食缓解，食后胀满；肝胃郁热，则泛酸、烧心、口苦；寒热错杂，气机痞塞，胃失和降，则嗳气；脾胃虚弱，运化失健，水谷不化，则纳差；舌淡红，苔黄微腻，脉弦，亦为胃热内蕴之象。四诊合参，中医辨证属"脾胃虚弱，寒热错杂"，病位在脾、胃，病性虚实夹杂，本虚标实，寒热错杂。

【治法】健脾和胃，寒热并用，理气止痛。

【方药】以香砂六君子汤合半夏泻心汤加减化裁。

党参16g　　　　白术16g　　　　青、陈皮各10g

| 茯苓16g | 法半夏10g | 砂仁10g |
| 黄连6g | 竹茹10g | 吴茱萸6g |
| 郁金20g | 延胡索20g | 川楝子10g |
| 香附13g | 山药16g | 海螵蛸16g |
| 煅瓦楞子16g | 代赭石13g | 旋覆花（包煎）10g |
| 降香6g | 干姜6g | 鸡内金16g |
| 莱菔子16g | | |

七剂，水煎服，日一剂，早晚分两次餐后温服。

【小结】胃脘痛属"寒热错杂，胃热脾虚"者较为多见，寒热错杂，气机痞塞，胃失和降，则见胃脘胀满、嗳气时作，治疗当寒热并用，辛开苦降，调畅气机，健脾和胃。本病案中医辨证属"脾胃虚弱，寒热错杂"，治以健脾和胃，寒热并用，辛开苦降，以调畅气机，和胃降逆，则胀痛可平。

### 案53　胃脘痛案

赵××，女，63岁，就诊时间：2015年3月16日。

【病案】胃脘部疼痛，凌晨为甚，进食生冷及情志不遂时加重，伴嗳气，腹胀，口臭，纳差，无泛酸、烧心、无恶心、呕吐，大便干燥，每2～3日1次，舌淡红，苔白厚腻，脉滑。

【辨证】胃脘部疼痛，凌晨为甚，进食生冷及情志不遂加重，伴嗳气，腹胀，口臭，纳差，大便干燥，舌淡红，苔白厚腻，脉滑，中医辨证属"肝郁脾虚"。脾胃虚弱，凌晨时阳气虽已升发，但未隆盛，正不胜邪，则凌晨时胃脘疼痛；肝主疏泄，若情志不畅，肝失疏泄，横逆犯脾，则胃脘疼痛加重；脾胃已虚，故进食生冷，疼痛益甚；肝胃不和，胃气上逆，则嗳气；脾失健运，则纳差；脾胃虚弱，水湿不化，浊阴上泛，则口臭；脾胃虚弱，水谷不化，则腹胀；舌淡红，苔白腻，脉滑，亦为脾虚湿蕴之象。四诊合参，本病属本虚标实，脾胃虚弱为本，湿浊、气滞为标。

【治法】疏肝健脾，理气止痛。

【方药】以四君子汤合四逆散加减化裁。

| | | |
|---|---|---|
| 炒党参10g | 茯苓16g | 炒白术16g |
| 陈皮10g | 法半夏10g | 白豆蔻 10g |
| 厚朴10g | 柴胡10g | 枳实10g |
| 紫苏梗20g | 降香6g | 香附10g |
| 郁金16g | 延胡索16g | 鸡内金16g |
| 蒲公英16g | 甘草3g | |

七剂，水煎服，日一剂，早晚分两次餐后温服。

【复诊时间】2015年3月23日。

患者服用上方后胃脘部疼痛、嗳气、腹胀、口臭较前明显减轻，纳食有增，大便通畅，舌淡红，苔白微腻，脉滑，中医辨证仍属"肝郁脾虚"，上方去枳实、蒲公英，加枳壳10g，藿香10g，佩兰10g，继予七剂，以巩固疗效。

【小结】凌晨时，阳气虽已升发，但未隆盛，若本已脾胃虚弱，此时人体脾胃之气难得自然阳气相助，正不胜邪，则凌晨时胃脘疼痛，故王老认为凌晨时脾胃疼痛，中医辨证非虚即瘀，所谓"虚"指脾胃气虚或脾阳虚；"瘀"指胃络瘀阻，血属阴，入夜属阴，二者相合，则胃脘入夜或凌晨疼痛，中医辨证亦可属"瘀"。本病案以凌晨胃脘疼痛为主要表现，结合四诊，中医辨证为"脾虚"之证，治宜健脾益气，方可取效。

### 案54 胃痞案

徐××，汉族，女，44岁，就诊时间：2015年8月21日。

【病案】胃脘部痞满反复发作10年，晨起为甚，进食则减，喜暖喜按，纳差少食，倦怠乏力，无泛酸、烧心，无恶心、呕吐，无嗳气，二便调，舌淡红，苔薄白，脉沉细。既往胃镜示：慢性萎缩性胃炎。

【辨证】胃脘部痞满，晨起为甚，进食则减，喜暖喜按，纳差，倦怠，舌淡红，苔薄白，脉沉细，中医辨证属"脾胃虚寒"。脾胃虚寒，运化失健，湿浊中阻，气机阻滞，脾胃失调，则胃脘部痞满；凌晨阳气未盛，正不胜邪，故晨起痞满尤甚，进食后水谷得充，正气得助，则症状得减；虚寒内生，则喜暖喜按；脾胃虚寒，运化失健，水谷不化，气血失养，则纳差、乏力；舌淡红，苔薄白，脉沉细，亦为脾胃虚弱之象。四诊合参，中医辨证属"脾胃虚寒"，病位在脾、胃，病性属虚证。

【治法】健脾益气，温中散寒。

【方药】以黄芪建中汤加减化裁。

| | | |
|---|---|---|
| 炙黄芪20g | 桂枝10g | 白芍20g |
| 砂仁10g | 法半夏10g | 陈皮10g |
| 木香10g | 太子参16g | 白术16g |
| 茯苓16g | 山药16g | 鸡内金16g |
| 丹参20g | 延胡索16g | 紫苏梗10g |
| 香橼10g | 干姜6g | |

七剂，水煎服，日一剂，早晚分两次餐后温服。

【小结】王老认为气得热则行，得寒则滞；血得热则行，得寒则凝，气为血之帅，血为气之母，若脾胃虚寒，阳气不足，无力运行气血，则气血运行不畅而致气滞血瘀。故王老治疗脾胃虚寒型胃痞，以健脾益气，温中散寒为主，多配伍使用理气活血之品，以畅气机，祛瘀血，以期收取良效。临证王老理气时，多用香橼、枳壳、木香、陈皮之属；活血喜用丹参、延胡索、莪术、赤芍、川芎之品，这些治疗经验需在临床运用时多加体会。

## 案55　胃痞案

王××，汉族，女，84岁，就诊时间：2018年2月2日。

【病案】脘腹胀满，不欲饮食1月余，食后胀满，进食生硬食物尤甚，午后渐感腹胀，得热则减，伴便溏，乏力，晨起即泻，每日腹泻2～3次，时有嗳气，恶心，畏寒肢冷，易患感冒，小便清长，夜眠尚可，既往有低血压病史数年。舌淡胖，苔白腻，脉沉细滑。

【辨证】脘腹胀满，不欲饮食，食后胀满，进食生硬食物尤甚，午后渐感腹胀，得热则减，伴便溏，乏力，晨起即泻，畏寒肢冷，易患感冒，小便清长，舌淡胖，苔白腻，脉沉细滑，中医辨证属"脾胃虚寒"，且已现肾阳衰微之渐。脾胃虚寒，运化失健，水谷不化，水湿内停，阻滞气机，则脘腹胀满，不欲饮食；食后胀满，进食生硬食物尤甚，亦为脾胃虚弱之明见；午后阳气渐衰，阴气渐盛，故午后渐感腹胀，得热则减；脾肾阳虚，水湿不化，下趋肠道，大肠传导失司，则便溏、乏力、晨起即泻、畏寒肢冷、小便清长；脾胃气虚，卫外不固，则易患感冒；舌淡胖，苔白腻，脉沉细滑，亦为脾胃虚寒，湿浊内蕴之象。四诊合参，中医辨证属"脾胃虚寒"，病位在脾、胃、肾，病属本虚标实。

【治法】健脾温中，化湿降浊，兼以温肾。

【方药】以平胃散合附子理中汤加减化裁。

| | | |
|---|---|---|
| 厚朴10g | 苍术10g | 陈皮10g |
| 白豆蔻10g | 草豆蔻6g | 藿香12g |
| 炒党参15g | 茯苓15g | 炒白术10g |
| 砂仁10g | 干姜10g | 附片（先煎）10g |
| 白扁豆15g | 木香10g | 大腹皮10g |
| 炒麦芽15g | 建曲10g | 鸡内金15g |
| 紫苏梗10g | 佛手10g | 补骨脂12g |
| 甘草6g | | |

七剂，水煎服，日一剂，早晚分两次餐后温服。

【复诊时间】2018年2月9日。

患者服上药后脘腹胀满明显减轻，乏力亦减，大便成形，每日1～2次，嗳气、恶心、畏寒肢冷较前改善，舌淡胖，舌苔较前减退，脉沉细滑。中医辨证仍属"脾胃虚寒，肾阳渐衰"，上方减草豆蔻、建曲、木香，加山药20g，继予七剂，以巩固疗效。

【小结】本案中医辨证属"脾胃虚寒"，治疗自应健脾温中，但脾胃虚寒，则水湿、食积易停，进而阻滞气机，脘腹胀满自然难免。此时治疗除健脾散寒为要务外，亦不应忽略化湿消积，以祛邪治标，标本兼顾，否则仅予健脾扶正，则实邪不除，气机不畅，症状难除。王老明辨虚实，切中肯綮，疏方遣药以化湿消积，芳香化浊，温中散寒为主，辅以健脾温肾，治疗主次已明。此外本案病机已现肾阳衰微之势，故于健运脾胃之时，亦应兼顾肾阳，适当加用补肾温阳之品，以防微杜渐。

### 案56　胃疡案

李××，汉族，男，40岁，就诊时间：2018年3月9日。

【病案】胃脘部胀满疼痛反复发作2年余，近1周因进食辛辣加重，疼痛牵及后背，胃脘部痞闷不舒，伴口干口苦，泛酸，烧心，口中黏腻，无嗳气，恶心，纳食略减，大便秘结，干燥难行，每4～5日一行，小便尚调，夜眠欠佳，难以入睡，舌淡红，苔黄腻，脉滑数。胃镜检查提示：慢性萎缩性胃炎（C1），胃溃疡（H2）。

【辨证】胃脘部胀满疼痛，痞闷不舒，伴口干口苦，口中黏腻，泛酸，烧心，纳差便秘，夜眠欠佳，难以入睡，舌淡红，苔黄腻，脉滑数，中医辨证属"湿热中阻"。病程日久，脾胃虚弱，水湿不化，又因进食辛辣，致湿热互结，阻于中焦，气机阻滞，不通则痛，故感胃脘部胀满疼痛、痞闷不舒；湿热中阻，肝胃郁热，则泛酸、烧心；肝胆湿热，湿浊上泛，故口干口苦、口中黏腻；湿热内蕴，胃失和降，则纳差少食；脾虚不能为胃行其津液，大肠失于濡润，则大便秘结，干燥难行；湿热内蕴，上扰心神，则夜卧不安，难以入睡；舌淡红，苔黄腻，脉滑数，亦为湿热中阻之象。四诊合参，中医辨证属"湿热中阻"，病位在脾、胃、肝、胆，病属标实为主。

【治法】清热化湿，理气通腑。

【方药】以温胆汤加减化裁。

| | | |
|---|---|---|
| 黄连6g | 竹茹10g | 法半夏10g |
| 枳实10g | 干姜3g | 龙胆草10g |
| 瓜蒌15g | 当归12g | 柴胡10g |
| 炒白芍15g | 川芎15g | 槟榔10g |
| 延胡索10g | 川楝子6g | 乌药6g |
| 海螵蛸15g | 白及15g | 白花蛇舌草10g |
| 没药15g | 黄芪15g | 甘草6g |

七剂，水煎服，日一剂，早晚分两次餐后温服。

【复诊时间】2018年3月16日。

患者服上药后胃脘部胀满疼痛痞闷不舒、口干口苦、口中黏腻、泛酸、烧心诸症缓解，纳食增加，大便通畅，每日一行，夜眠改善，舌苔减退，脉滑，中医辨证仍属"湿热中阻"，上方去龙胆草，竹茹量减为6g，继予七剂，以进一步增强疗效。

【小结】湿热内蕴，阻于中焦及肝胆，上扰心神，故症状纷繁多样，此案临证则见中焦、肝胆及神志夜眠等诸多症状表现，治疗似难以入手，无重点可寻。王老谨遵病机，以中医辨证为治疗着眼点，紧紧围绕"湿热内蕴"辨证中心，纲举目张，治以清热化湿，理气化痰，则诸症悉除。患者胃镜提示胃溃疡，王老临证治疗消化性溃疡，惯用海螵蛸、白及、白花蛇舌草、没药、黄芪，以清热制酸，活血益气，消肿敛疮。消化性溃疡多伴有幽门螺杆菌感染，故王老治疗消化性溃疡多加用白花蛇舌草以抑杀幽门螺杆菌。此外，该病案应用较多清热燥湿、清泄痰热等寒凉之品，故在遣方用药时加用干姜、乌药以制约诸多清热药之寒凉之性，防其损伤脾胃，时刻注重顾护胃气。

### 案57　胃痞案

孙××，汉族，女，36岁，就诊时间：2018年10月12日。

【病案】近1年出现脘腹胀满，两胁胀痛，每于情志不遂时加重，伴嗳气，头痛，以两侧颞部为甚，脊背疼痛，倦怠乏力，大便稀薄，饮食尚可，无胃脘部疼痛，无泛酸，无烧心，舌淡，苔白腻，脉弦细。胃镜检查提示：慢性萎缩性胃炎伴糜烂。

【辨证】脘腹胀满，两胁胀痛，每于情志不遂时加重，伴嗳气，头痛，以两侧颞部为甚，脊背疼痛，倦怠乏力，大便稀薄，舌淡，苔白腻，脉弦细，中医辨证属"肝郁脾虚，湿浊中阻"。肝主疏泄，性喜调达，若情志不畅，则肝气郁滞，横逆犯胃，致肝胃气滞，日久脾胃受损，致脾胃虚弱，失于健运，水湿不化，气机阻滞，故脘腹胀满、两胁胀痛，每于情志不遂时加重；肝胃气滞，胃气上逆，则嗳气；脾胃虚弱，水湿不化，则乏力、便溏；舌淡，苔白腻，脉弦细，亦为肝郁脾虚，湿浊中阻之象。四诊合参，中医辨证属"肝郁脾虚，湿浊中阻"，病位在肝、脾、胃，病性虚实夹杂，本虚标实。

【治法】疏肝健脾，理气和胃。

【方药】以柴胡疏肝散合四君子汤加减化裁。

| | | |
|---|---|---|
| 柴胡10g | 炒白芍10g | 当归10g |
| 枳壳12g | 川芎10g | 法半夏10g |
| 木香10g | 香附12g | 郁金10g |

| 川楝子6g | 党参10g | 茯苓15g |
| --- | --- | --- |
| 炒白术15g | 桂枝10g | 乌药10g |
| 羌活10g | 厚朴10g | 苍术10g |
| 佛手10g | 麦芽10g | 没药10g |
| 甘草6g | | |

七剂，水煎服，日一剂，早晚分两次餐后温服。

【复诊时间】2018年10月19日。

患者服上药后脘腹胀满、两胁胀痛、嗳气、脊背疼痛明显减轻，头痛消失，乏力减轻，精神好转，大便成形，每日1次，舌淡，苔薄白微腻，脉弦细，中医辨证仍属"肝郁脾虚，湿浊中阻"。因湿浊渐退，故上方去苍术、厚朴；脊背疼痛已除，故去羌活，继予十剂，以善其后。

【小结】此病案中医辨证属"肝郁脾虚，湿浊中阻"，治疗宜疏肝健脾，理气和胃，化湿降浊，以柴胡疏肝散合四君子汤治之，正切病机，因而取得良效。"病痰饮者当以温药和之"，故方中加用桂枝以通阳化饮。足太阳膀胱经挟行脊柱两旁，患者脊背疼痛，王老加用羌活、桂枝以辛温散寒，疏散风邪，脊背疼痛迎刃而解。方中桂枝既有通阳化饮之功，又具祛风散寒之力，可谓一举两得，一石双鸟之用。

## 案58 胃脘痛案

陈××，汉族，男，60岁，就诊时间：2018年11月9日。

【病案】6年前始发胃脘部疼痛，伴胀闷不舒，时有嗳气，多次胃镜检查均提示慢性萎缩性胃炎。长年在我院门诊接受中药汤剂治疗，但疗效不佳，病情反复发作，缠绵难愈。1周前因饮食不节致胃脘部疼痛再次加重，呈刺痛，痞闷不舒，伴泛酸，嘈杂，饥而不欲食，嗳气，口干，大便干燥，每两日一行，小便尚调。患者近日至我院复查胃镜提示：慢性萎缩性胃炎伴糜烂。2个月前患者血糖偏高，但未确诊糖尿病。舌暗红，舌体偏瘦小，少苔，舌底脉络迂曲，粗大，脉细涩。

【辨证】患者胃脘部疼痛病史6年，反复发作，缠绵难愈，1周前因饮食不节致胃脘部疼痛再次加重，呈刺痛，入夜尤甚，痞闷不舒，伴泛酸，嘈杂，饥而不欲食，嗳气，口干，大便干燥，舌暗红，舌体偏瘦小，少苔，舌底脉络迂曲，粗大，脉细涩，中医辨证属"瘀血阻络，兼有胃阴亏虚"。患者病程日久，反复发作，病久入络，致胃络瘀阻，不通则痛，故胃脘部刺痛，入夜尤甚，痞闷不舒；患病日久，损伤正气，气阴亏虚，胃阴不足，则泛酸、嘈杂、饥而不欲食、口干、大便干燥；胃络瘀阻，胃气上逆，则嗳气；舌暗红，舌体偏瘦小，少苔，舌底脉络迂曲，粗大，脉细涩，亦为瘀血阻络，兼有胃阴亏虚之象。纵观患者四诊，中医辨证属"瘀血阻络，兼有胃阴亏虚"，病位在脾胃，病性虚实夹杂，本虚标实。

【治法】活血通络，养胃滋阴，理气止痛。

【方药】自拟方。

| | | |
|---|---|---|
| 芦根15g | 葛根12g | 法半夏10g |
| 砂仁6g | 木香10g | 大腹皮15g |
| 郁金20g | 延胡索20g | 川楝子6g |
| 香附12g | 佛手10g | 大贝母10g |

| 海螵蛸15g | 瓦楞子15g | 没药6g |
| 莪术12g | 丹参20g | 王不留行20g |
| 鸡内金15g | 麦芽15g | 甘草6g |

七剂，水煎服，日一剂，早晚分两次餐后温服。

【复诊时间】2018年11月16日。

患者服上药后胃脘部刺痛、痞闷已除，泛酸、嘈杂、饥而不欲食、口干、嗳气诸症明显减轻，二便调畅，精神好转，舌暗红，舌体偏瘦小，少苔，舌底脉络迂曲，粗大，脉细涩，中医辨证同前，效不更方，上方去法半夏、香附，加太子参10g，石斛15g，继服十剂。

【小结】此案中医辨证为"瘀血阻络，兼有胃阴亏虚"，治疗自应活血通络，养胃生津，理气止痛。王老临床辨治胃阴亏虚以嘈杂、饥而不欲食、口干，即"饥嘈"为辨证要点。此外，王老在治疗消化性溃疡及黏膜糜烂时，惯用莪术、没药、丹参、王不留行，以活血化瘀，消肿敛疮，促进溃疡或糜烂愈合，但王老认为活血通络，尤其是破瘀之品，不宜久用，否则易损伤正气，造成邪未去而正气已伤的不利局面。方中金铃子散为治疗气滞血瘀胃痛的常用方剂，但王老嫌方中川楝子苦寒伤胃，认为用量不宜过大，以6g为宜。

### 案59 胃痞案

徐××，汉族，男，38岁，就诊时间：2019年11月1日。

【病案】1周前出现胃脘部痞满，按之濡软，烧心，喜食冷食，恶心，嗳气，纳食可，便溏，每日1～2次，夜眠好，无泛酸，无胃脘部疼痛，舌淡，苔薄黄，脉沉细。既往胃镜检查提示：慢性萎缩性胃炎。

【辨证】胃脘部痞满，烧心，喜食冷食，恶心，嗳气，纳食可，便溏，舌淡，苔薄黄，脉沉细，中医辨证属"寒热错杂"。寒热错杂，中焦气机痞塞不通，故胃脘部痞满。胃热炽盛，则烧心、喜食冷食；脾阳不足，水湿不化，大肠传导失司，则便溏；寒热错杂，气机阻滞，胃气上逆，则恶心、嗳气；舌淡，苔薄黄，脉沉细，亦为寒热错杂之象。四诊合参，中医辨证属"寒热错杂，上热下寒"，病位在中焦脾胃，病性寒热错杂。

【治法】辛开苦泻，和胃除痞。

【方药】以半夏泻心汤加减化裁。

| | | |
|---|---|---|
| 法半夏10g | 黄连3g | 黄芩10g |
| 干姜10g | 蒲公英12g | 炒党参10g |
| 茯苓10g | 炒白术10g | 厚朴10g |
| 香附10g | 紫苏梗20g | 柿蒂15g |
| 降香6g | 大枣6g | 甘草6g |

七剂，水煎服，日一剂，早晚分两次餐后温服。

【复诊时间】2019年11月8日。

患者服用上药后胃脘部痞满、烧心、恶心、嗳气明显好转，大便成形，每日一行，舌淡，苔薄白，脉沉细，中医辨证仍属"寒热错杂"，继予辛开苦泻之法治疗，上方去蒲公英、柿蒂、厚朴，再予六剂，以进一步巩固疗效。

【小结】对于寒热错杂之"心下痞"，仲景设半夏泻心汤治疗，后世沿袭应用，效果显著，为后人采用"辛开苦泻"法治疗寒热错杂之心下痞提供示范。王老临证治疗胃脘痞满中医辨证属"寒热错杂"者，亦采用辛开苦泻，泄热温下法以半夏泻心汤加减化裁治疗，每每取得良效。蒲公英药性寒凉，不可久用，故复诊时去之，以防其寒凉伤胃。降香有芳香辟秽，降逆化浊，和中止呕之功，王老临床治疗恶心嗳气时喜用降香治疗，亦为王老用药经验。

## 第二节  审证求因，精于辨证，标本兼顾，气血同调

### 一、全国名中医王常绮治疗久泻的临床经验总结

王老擅治脾胃病，治疗久泻得心应手，颇有心得。中医所指久泻，即为慢性腹泻，西医所谓慢性结肠炎、肠易激综合征、消化吸收不良综合征等皆属中医"久泻"范畴。王老临床擅治久泻，尤更为擅长治疗慢性结肠炎，以下将王老治疗久泻的学术思想及临证治疗经验总结如下。

#### （一）治疗久泻从湿论治，注重化湿渗湿，健脾益气，脾健湿化则久泻可止

王老长期从事脾胃病中医治疗，精于久泻的中医辨证论治，经验丰富，造诣深厚，见解独到，颇有心得，验于临床，疗效卓著，其临床治疗经验及重要学术思想急需继承挖掘。王老认为"无湿不作泻""湿胜则濡泻"，久泻的病机关键即为脾虚湿蕴，指出这一认识的理论来源如下：急性的短期泄泻病因病机不外乎寒湿外侵、暑湿困脾、食积停滞、湿热下注、饮食不洁等，这种急性泄泻病程短，起病急，易于治愈。但若

急性泄泻治疗延误或误治，或反复发生，则可演变为久泻，上述寒湿、暑湿、食积、湿热等致病因素可长期反复作用于人体，久则损伤脾胃，致脾胃虚弱，水湿不化，走于肠间而发为久泻；亦有禀赋素虚，脾胃本弱者，则脾胃虚弱，亦致久泻；或有情志失调，肝气郁滞，疏泄失职，横逆犯脾，久则脾胃亏虚，而致久泻。从上述论述可知寒湿、暑湿、食积、湿热等不同的致病因素与致病病机日久均可导致脾胃虚弱而发生久泻，上述寒湿、暑湿、食积、湿热等不同致病因素最终的病机演变结果均为脾胃虚弱。脾主运化，可运化水湿及水谷，一旦脾胃虚弱，则运化失健，水湿不化，清阳不升，浊阴不降，水谷不但不能化为精微营血以充养人体，反与水湿阴浊混杂，水湿不但不能化为津液精微濡养人体，反与水谷食积互结，清浊相混，浊阴与水谷相杂，下趋肠间，混杂而下，发为久泻。脾胃气虚，发作日久，由气及阳，则可致脾阳亏虚，无以温煦，则久泻益甚，久泻不止。肾阳可温煦脾胃以助运化，反之若脾阳亏虚，日久则可由脾及肾，致脾肾阳虚，难以温煦，运化无权，完谷不化，泄泻久作。

　　总结上述认识，王老认为脾虚湿蕴是久泻的病机根本与病机关键，是久泻最终的病机演变结果与共同的致病环节，因此可以说湿浊是久泻最为重要的致病因素，脾虚是久泻最为根本的病机关键，湿浊为果，脾虚为因，由因致果，由虚生湿，由湿作泻，湿浊为标，脾虚为本，本虚标实，虚实夹杂，成为久泻的最为重要的病因病机。

　　基于上述理论认识及临床经验，王老治疗久泻非常重视健脾化湿，健运渗湿，将健脾化湿作为治疗久泻的首要法则与第一要义，治疗久泻必健脾化湿，标本兼顾，攻补兼施，健脾为关键，化湿为基础，脾强则健运，健运则湿化，湿化则泻止，化湿必先健脾，健脾必兼化湿，健脾以化湿，湿化则脾健，健脾与化湿同行不悖，相辅相成，相得益彰，健脾化湿是治疗久泻的不二之选与根本大法，必须贯穿于久泻治疗过程的始终，在健脾化湿的基础上依据兼夹证之不同而分别施治，可望取得良好疗效。王老纵观长年临床所见，认为脾虚湿蕴之久泻最为常见，故临床治疗久泻时多以健脾化湿为治疗基础，临证用药常以参苓白术散为基础方加减化裁，随证变化，不拘一格。王老临床健脾化湿喜用平淡渗湿，利湿止泻之品，如茯苓、炒白术、炒薏苡仁、炒白扁豆等，以体现王老用药平和平淡，不伤正气的用药特色。王老治疗久泻，除用健脾化湿、芳香化浊之常法外，亦常常在健脾化湿的同时配用少量辛温香燥、苦温燥湿之品，如藿香、苍术、厚朴等，淡渗化湿与温燥化湿同用，以增效互补，进一步增强化湿止泻之力。因脾气虚弱进一步发展，常常由脾及肾，而致肾气亏虚，脾肾同病，从而病变深入，泄泻频作，久泻难愈，故王老在治疗久泻时常常在健脾化湿的同时加用补肾止泻之品，如山药、芡实、莲子等，以脾肾同治，治病求本，未病先防，补火生土，长久计议。

王老治疗久泻虽然非常强调和重视健脾化湿，但也不拘泥于此，非此法不用，治病依然以辨证为本，谨守病机，不离其宗，严格遵循辨证论治之根本原则，在辨证论治的基础上注意灵活运用健脾化湿之法，辨证论治中寓健脾之法，治病求本时蕴化湿之意，使之浑然一体，无法分割，互依互用，融会贯通。如久泻辨证以湿浊内蕴为主，脾虚不甚，王老则选用藿朴夏苓汤加减治之，方中常用藿香、苍术、砂仁、法半夏等药以芳香化浊，化湿止泻，但必加用少量健脾益气之剂，以补其脾胃，固其根本，脾健则湿去；再如脾气虚弱，病变发展可由气及阳，致脾阳亏虚，阴寒凝滞，无以温煦，而久泻不止，此时王老治疗以温阳散寒为先，重在温补脾阳，适当加用健脾化湿之品，以化湿降浊，健运脾气；又如脾肾阳虚，命门火衰，脾失温煦，完谷不化，久泻滑脱，王老治疗即以温补脾肾为要，重在温肾固涩，同时亦加用健脾化湿之品，以脾肾同治，标本兼顾，临床常选用四神丸加减化裁。

此外，王老治疗久泻喜用炭炒之品，如乌梅炭、地榆炭、槐花炭等，取炭炒之品收敛之性，以利收涩止泻。如乌梅炭味酸收敛，具有涩肠止泻之功，王老用其治疗久泻时常与诃子、肉豆蔻等合用，以温肾收涩，固肠止泻。

金樱子药性平和，性味酸涩，具固精，缩尿，涩肠止泻之功，多用于治疗遗精滑精，遗尿尿频，白带过多，王老喜用该药治疗久泻，自有心得，其效多著，且久泻者泻下日久，易致脱肛，取金樱子收涩之性用于治疗该类患者甚为适宜。

另外，王老认为湿邪停聚日久多凝聚生痰，因此湿痰常常同存共生，痰湿互结，难以分离，久泻之因除湿之外，还应有痰邪作祟，因此王老临床治疗久泻时，除重视化湿外，亦不忘化痰，常常是化湿之时同时化痰，谓治疗久泻不可不化痰，不可忘化痰，不过化湿与化痰应有重点与主次，仍应以化湿为主，化痰为辅，王老临证用药时仅加用一两味化痰之品，从不过投，多选半夏曲、陈皮、贝母等，此为王老治疗久泻的另一特色与经验，值得推敲。

### （二）治疗久泻不可一味温补固涩，宜视兼夹证之不同而分别佐用调畅气机、消食化滞、化湿止泻、清热利湿、升清降浊等法

王老临床治疗久泻提倡与重视固涩收涩之法，且认为该法是治疗久泻的主要大法，若脾肾阳虚，完谷不化，五更泄泻，反复发作，久泻不止，滑脱不禁，治疗颇为棘手，绝无眼前之效、立愈之法，治疗必当固涩收涩，除此别无良法，只可长久用药，耐心调理，在辨证治疗的基础上加用诃子、石榴皮、金樱子、五味子、乌梅炭、赤石脂、吴茱萸、肉豆蔻、补骨脂等补肾温阳，收敛固肠，收涩止泻之品，方有渐止长年久泻之望，不可存速效之奢望。对于久治无效，泻下不禁，上述收涩止泻之品仍难以奏效者，不得已王老谨投罂粟壳以收涩固脱，以求期望之效。

虽然王老治疗久泻擅用收涩之法，但临案之际必遵辨证论治之旨，治疗久泻从不违背病因病机而一味固涩，专门温补，盲目收敛，认为若不问辨证一味固涩温补反失治疗久泻的灵活之法、变通之机，病必难除，泻亦难止，枉投药石，枉费心机。王老认为治疗久泻无一成不变之法，必然依据中医辨证，在注重运用健脾化湿法的同时应视兼夹证之不同而分别佐用调畅气机、消食化滞、化湿止泻、扶脾抑肝、清热利湿、升清降浊等法，以标本兼顾，攻补兼施，方能符合辨证论治的治疗原则，而有不同寻常之疗效，此乃治疗久泻之活机圆法，不可不遵。王老认为久泻病机关键为脾虚湿蕴，而脾胃虚弱，运化失健，水湿不化，湿浊内蕴，则阻碍气机，致脾胃升降失调，故王老在治疗久泻时多加用调理气机之品，使塞中有通，气机

得畅，而非通方补涩，每每于健脾化湿，涩肠止泻之中加用枳壳，或枳壳与桔梗同用，一升一降，以调畅气机，升清降浊，于固涩之中含通调之机，则补而不滞，塞而不壅。脾虚湿蕴易致久泻，而脾虚则运化失职，水谷不化，易食积内滞，因此王老治疗久泻时每于健脾同时加用焦三仙，以健运消食，补中有消，使食积与湿浊同去，则久泻可愈。

　　具体而言，王老认为久泻而大便不畅，有大便不尽感，或有里急后重，则为气滞之象，当在健脾化湿之时，加用理气行气之品，如枳壳、陈皮、香附、厚朴等，以调畅气机，气机调畅则后重即除，久泻可止；若久泻而大便臭秽不可闻，嗳噫食臭，脘腹胀满，纳食不馨，或脘闷呕恶，即有食滞之症，宜于健脾化湿之际，佐以消食化滞之剂，如麦芽、谷芽、炒山楂、炒莱菔子等，以消食导滞，食积得消则秽浊可除，久泻自愈；若久泻难愈，胸闷呕恶，口中黏腻，身重肢倦，舌苔厚腻，脉象濡滑，便为湿浊内蕴之症，应在健脾化湿之中，伍用化湿降浊，芳香醒脾之药，且应重用化湿，如常选用苍术、薏苡仁、白豆蔻、草豆蔻、砂仁、藿香、佩兰、泽泻、车前子等，且常常白豆蔻、草豆蔻同用，方能湿浊渐化而久泻易除；如久泻而大便黏腻不爽，肛门有灼热之感，舌红，苔黄腻，此为兼有湿热下注，于健脾化湿同时予以化湿清热，配伍葛根芩连汤、白头翁汤之属，热随湿去则久泻易愈；倘久泻而有腹痛，肠鸣，痛则泻下，泻则痛减，或食后即泻，全为脾弱肝强，肝木克土表现，自当健脾抑肝，扶脾泻肝，在健脾化湿时宜合用痛泻要方，肝脾调和则痛泻得愈。

　　另一方面，王老虽视健脾化湿为治疗久泻之根本法则，在治疗久泻时必用化湿降浊之法，但亦不固守此法，而是非常擅长于辨证论治之中，依据脾虚湿蕴与气滞、食积、湿热、湿浊、肝木克土等兼夹证之间轻重主次，何多何少，仔细权衡定夺运用健脾化湿与理气、消积、清利湿热、芳香降浊、泻肝扶脾等法之间的先后分寸，孰重孰轻，谁主谁次，使健脾化湿与上述各法的配伍协同恰到好处，相互为用。若辨证以脾虚湿蕴为主，则健脾化湿为先，辅以上述各法；若脾虚湿蕴不著，则以祛邪化滞为主，兼以健脾化湿，全看脾虚湿蕴与其他兼夹之证孰多孰少，然治疗过程中总不离健脾化湿，不过视脾虚湿蕴之多少轻重以决定健脾化湿的主次轻重而已，全因若毫无脾虚，则必无久泻之证。如果在疾病发展某一阶段以气滞、食积、湿热、湿浊等证为突出表现，而脾虚并不显著，治疗则以祛邪为主，只辅以健脾化湿，甚至仅用少量平淡、平和之健脾药物，如茯苓、白术、炒薏苡仁等，并不多用，以防扶正留寇，妨碍祛邪。

总之，王老治疗久泻虽重视与强调健脾化湿，但却并不拘泥于此，往往补泻并用，塞中有通，补中有消，于温补固涩之中非常注重调畅气机，运脾消积，芳香化浊，用药周全，标本兼顾，灵活变通，此治疗主旨与变化之机需用心领悟与揣摩。

**（三）中医分型治疗**

王老认为慢性腹泻有以下五个最为常见的中医证型：脾虚湿盛型、肝脾不和型、脾胃虚寒型、脾肾阳虚型、中气下陷型。总结出治泻五法，适用于慢性腹泻，即健脾化湿法、调和肝脾法、温中健脾法、温补脾肾法、升提固涩法。

健脾化湿法：适用于大便溏薄，食少腹胀，四肢酸重，面黄神疲等脾虚湿困之证，方用参苓白术散加减。

调和肝脾法：适用于腹痛而泻，肠鸣矢气，胸胁胀满，泛吐酸水，每于情绪波动时发作的肝脾不和之证，方用痛泻要方加减。

温中健脾法：适用于大便稀溏，腹痛隐隐，遇冷症重，得热症轻，神疲气短等中焦虚寒之证，方用附子理中汤加减。

温补脾肾法：适用于黎明五更，腹痛即泻，肠鸣漉漉，喜热畏寒，腰酸腿软等脾肾阳虚之证，方用四神丸加减。

升提固涩法：适用于腹泻日久，甚则滑泻，时有脱肛，食欲不振，神疲倦怠等中气下陷之证，方用补中益气汤合真人养脏汤加减。

此外，王老认为凡病"三分治，七分养"，坚持治疗是关键，而康复调养更是必不可少的。久泻常见的诱因有以下几种：情绪、精神因素，如紧张、焦虑、精神刺激等；环境因素，如寒冷、易地（水土不服）；食物因素，食用油腻、海鲜、肉类、蛋类、某些蔬菜、水果、辛辣调味品、奶及奶制品等；烟、酒也是比较常见的诱因。因此，久泻患者应当在日常生活中注意避免以上各种诱因。

在精神情绪方面，要树立战胜疾病的信心，保持乐观、积极向上的精神状态，解除过度忧思恼怒。中医认为情绪不佳，可导致肝气郁结，进而克伐脾土，故心情愉悦，肝气自然疏畅，可使胃肠保持良好的消化吸收功能，从而预防腹泻的发生。

在生活起居方面，应做到起居有常，劳逸结合，尽量不要熬夜，戒除吸烟、饮酒等不良生活习惯，适当参加体育锻炼，以使人体内阴阳调和，正气充沛，从而提高抗病能力，所谓"正气存内，邪不可干"。

饮食保健方面尤为重要，需要注意以下几点：规律饮食，饮食宜清淡，不宜过食油腻及高脂肪食品，这些食品均不易消化，会刺激肠道，加重腹泻。宜常食易消化之物，如各种米粥，粥类不但可通利小便，而且有助于腹泻的康复，古有"利小便，实大便"之说，不宜饮食生冷食物或经常食用性质偏凉的食物，此类食物性属寒凉，有损及脾阳之弊，又易滋生湿邪，困阻脾胃运化功能，可导致腹泻频发。

## 二、全国名中医王常绮治疗久痢的临床经验总结

慢性溃疡性结肠炎以腹泻、腹痛、泻下黏液血便为主要临床表现，病程长久，反复发作，缠绵难愈，属中医"久痢"范畴，全国名中医王常绮临床擅治慢性溃疡性结肠炎，积累了丰富的临床经验，以下将全国名中医王常绮治疗慢性溃疡性结肠炎的学术思想及临床经验总结如下。

### （一）辨证论治

王老依据慢性溃疡性结肠炎的临床表现将该病分为如下五个中医证型，分别加以论治。

1. 肠道湿热证

【辨证要点】腹痛、腹泻反复发作，大便夹带黏液、脓血，里急后重，肛门灼热，口苦口臭，小便短赤，舌红，苔黄腻，脉濡数。

【治则治法】清利肠道湿热。

【方药】白头翁汤加减。

【药物组成】白头翁10g，黄连6g，黄柏10g，秦皮10g，马齿苋15g，广木香10g，槟榔10g。

2. 肝郁脾虚证

【辨证要点】腹部胀痛，腹泻黏液脓血，两胁作痛，脘痞纳少，情志抑郁，神疲乏力，苔薄黄，脉弦细。

【治则治法】疏肝健脾，固肠止泻。

【方药】痛泻要方加减。

【药物组成】柴胡10g，白术10g，白芍10g，防风10g，陈皮10g，党参10g，茯苓20g，炒白扁豆20g，乌梅炭6g，诃子10g，赤石脂15g，炮姜10g，甘草6g。

3. 脾胃虚弱证

【辨证要点】大便溏薄，夹有不消化食物，稍进油腻或劳累后加重，食后腹胀，不思饮食，神疲乏力，面色萎黄，消瘦，舌淡，苔薄白，脉细弱。

【治则治法】益气健脾除湿。

【方药】参苓白术散加减。

【药物组成】党参10g，黄芪30g，炒白术10g，茯苓15g，炒扁豆20g，莲子肉10g，砂仁10g，木香10g，薏苡仁30g，葛根10g，桔梗10g，炙甘草6g。

4. 脾肾阳虚证

【辨证要点】久泻不愈，五更泄泻，腹痛隐隐，肠鸣腹胀，大便稀溏，夹带黏液或脓血，形寒肢冷，神疲倦怠，食减纳呆，腰膝酸软，舌淡苔白，脉弱。

【治则治法】温补脾肾，固肠止泻。

【方药】附子理中丸合四神丸加减。

【药物组成】附子（先煎）10g，人参10g，白术10g，炮姜10g，肉豆蔻10g，补骨脂15g，五味子10g，吴茱萸10g，甘草6g。

5. 气滞血瘀证

【辨证要点】肠鸣腹胀，腹痛拒按，痛有定处，泻下不爽，嗳气少食，面色晦暗，腹部或有痞块，肌肤甲错，舌质紫暗，或有瘀斑斑点，脉涩或弦。

【治则治法】行气活血，佐以健脾益气。

【方药】膈下逐瘀汤加减。

【药物组成】当归10g，赤芍10g，红花10g，五灵脂10g，乌药10g，小茴香10g，郁金10g，黄芪30g，香附10g，枳壳10g，甘草6g。

因慢性溃疡性结肠炎病程长久，反复发作，久病多虚，病久入络，故该病早期以肠道湿热及肝郁脾虚两型较为常见，而病变日久，则以脾胃虚弱（或虚寒）、脾肾阳虚、气滞血瘀更为常见，因此王老认为该病早期，疾病初发，治疗以清利湿热，疏肝理气，健脾益气为主，而病程较长，证候表现为脾肾虚弱，气滞血瘀时，治疗则以补益脾肾，活血理气为主，此为该病的治疗原则。

（二）学术思想

"诸痛痒疮，皆属于火"，热毒、火毒内蕴肠道，灼伤肠络，而发为疮疡。久病入络，气滞血瘀，血败肉腐，也可发为肠道疮疡。因此王老认为热毒、血瘀为慢性溃疡性结肠炎的重要致病因素，并始终贯穿于该病发病过程的始终，治疗应不忘病机根本，在辨证治疗的基础上始终牢记加用清热解毒、活血化瘀之品。

该病虽以黏液血便为主要表现，甚或部分病例以鲜血便为首发症状，此时切不可"见血止血"，背离"血瘀"之病机根本，过用止血药，致脉络瘀滞，瘀血不去，新血不生，则出血难止，溃疡难愈。

### （三）用药经验

#### 1. 清热解毒，标本兼顾

王老治疗慢性溃疡性结肠炎必用清热解毒之品，并贯穿始终。因该病病程长久，反复发作，治疗用药时间较长，且该病多为本虚标实之证，为防伤正，王老临证应用清热解毒药时多选用性味平和之品，如蒲公英、白花蛇舌草、马齿苋、重楼、红藤、败酱草、地榆炭等，应用时间稍长亦不会中伤脾胃，选用其中一两味，一般用量为15～20g。如上所述，慢性溃疡性结肠炎多属本虚标实之证，本虚以脾胃虚弱或虚寒、脾肾阳虚为主，标实则热毒、血瘀、气滞、湿热多见，治疗当标本兼顾，治本以健脾温中，温补脾肾为宜，治标则活血化瘀，清热解毒为主，补虚之时不忘祛邪，祛邪之际牢记扶正，祛邪而不伤正，补虚而不留邪，则溃疡向愈，易获良效。

#### 2. 活血化瘀，气血同治

瘀血为慢性溃疡性结肠炎的病机关键，王老治疗该病必用活血化瘀药，且坚持如一。因慢性溃疡性结肠炎以黏液血便为主要临床表现，故王老临证选用的活血化瘀药多兼有止血敛疮、消肿生肌之效，如三七粉、血竭、茜草、血余炭、乳香、没药、白及等，一举多得。气滞则血瘀，气行则血行，故治疗该病时应不忘加用少量理气行气之品，如陈皮、枳壳、木香、大腹皮等，正所谓"行血则便血自止，调气则后重自除"。

3. 善用炭品，药达病所

王老治疗慢性溃疡性结肠炎喜用炭品，如血余炭、乌梅炭、地榆炭、槐花炭等，取其止血收敛之性，以收涩止泻，止血敛疮，如地榆炭具有凉血止血，解毒敛疮之效，用于治疗慢性溃疡性结肠炎赤白痢下，日久不愈，尤为适宜，治疗该病时常常与仙鹤草、赤石脂、白及、制乳香、制没药、槐花炭、三七粉等同用，以收敛止血，生肌敛疮；又如乌梅炭味酸收敛，具有涩肠止泻之功，王老用其治疗慢性溃疡性结肠炎时常与诃子、石榴皮、肉豆蔻等合用，以补肾收涩，固肠止泻。槐花炭功能凉血止血，王老认为虽然多数慢性溃疡性结肠炎患者以腹泻黏液血便为主要表现，常常黏液与鲜血同时泻下，泻下纯血者较少，然以槐花炭治疗此种纯下鲜血者却颇为适合，王老临证之时常常槐花炭与地榆炭同用，以收凉血止痢，止血敛疮之效，当然槐花炭亦可用于治疗慢性溃疡性结肠炎患者以腹泻黏液血便为主要表现者，疗效亦佳。

4. 详于辨证，精于用药

王老治疗慢性溃疡性结肠炎擅于依据中医辨证，灵活用药，往往可取得显著疗效。如有里急后重，或大便不爽，有不尽感，则为气滞之证，治疗需加用理气行气之品，如木香、枳壳、大腹皮、厚朴、陈皮等，选择其中二三味，则后重自除。如大便黏腻不爽，并有不尽之感，伴胸脘满闷，纳呆呕恶，身重肢倦，舌苔白腻或黄腻，此为湿浊或湿热表现，宜加强化湿清热之力，合用三仁汤或藿朴夏苓汤化裁，则诸症易除。如食后即泻，甚或餐中即泻，伴肠鸣腹痛，泻后则减，恼怒则发，乃肝郁脾虚，肝强脾弱之证，治疗应健脾抑肝，选用痛泻要方加减化裁，则痛泻可止。大便含有泡沫，辨证或为湿热内蕴，或为食积停滞，或为肝郁气滞，当加详辨，若大便黏腻，有不尽感，纳呆身倦，舌红，苔黄腻，即为湿热之证，治则清热利湿，止泻；如腹痛腹胀，干噫食臭，恶心纳呆，大便臭秽，舌苔厚腻，便为食滞之证，治宜消食化滞，止泻，可加用焦三仙、莱菔子、鸡内金等，则痛胀可平；若腹中肠鸣，痛则即泻，泻后痛减，则证属肝郁气滞，治以泻肝扶脾，止泻，选用痛泻要方化裁。如腹痛，腹泻，肠鸣漉漉，舌淡，苔白腻，脉细滑，则辨证应属脾虚湿蕴，水走肠间，治疗宜健脾化湿，温化水饮，在健脾化湿的同时，王老常常加用一味桂枝，以通阳化饮，则肠鸣即止。

此外，王老认为仙鹤草药味苦涩，性平，涩可收敛，功能收敛止血，止痢，兼有补虚之功，用于治疗慢性溃疡性结肠炎颇为适宜，为治疗该病的必用之品。《滇南本草》记载仙鹤草可"治妇人月经或前或后，赤白带下，赤白血痢"，《本草纲目拾遗》对仙鹤草的功效有如下论述："消宿食，散中满，下气，疗吐血各病……肠风下血，崩痢。"可见用仙鹤草治疗久痢自古早有记载。王老认为慢性溃疡性结肠炎无论中医辨证属于何型，无论病程长短，均可加用仙鹤草，一般用量为15～20g。

## 三、病案集萃

### 案1　久泻案

王××，男，40岁，汉族，就诊时间：2013年6月17日。

【病案】腹泻反复发作，进食生冷后加重或诱发，为稀水便或糊状便，每日5～6次，无明显腹痛，伴腹胀，时有肠鸣，口干口臭，矢气较多，纳差少食，疲乏无力，舌胖大，质淡红，苔白腻，脉沉细。

【辨证】反复腹泻，进食生冷后加重或诱发，伴腹胀，时有肠鸣，口干口臭，矢气较多，纳差少食，疲乏无力，舌胖大，质淡红，苔白腻，脉沉细，中医辨证属"脾胃虚寒，湿食内蕴"。脾胃虚寒，水湿不化，清阳不升，浊阴不降，清浊相混，则生腹泻；进食生冷，更损脾阳，则腹泻反复发作，难以治愈；水湿内蕴，走于肠间，则肠鸣时作，自感腹胀；脾胃虚寒，运化无权，水谷不化，食积内停，浊气上泛，则口臭，浊气下行，则矢气频转；水谷不化，食积中阻，气血生化无源，四肢失养，故纳差、乏力，舌胖大，质淡红，苔白腻，脉沉细，亦为脾胃虚寒，气血不足之象。四诊合参，中医辨证属"脾胃虚寒，湿食内蕴"，病位在脾、胃、大肠，病性虚实夹杂，本虚标实，脾胃虚寒为本，湿食中阻为标。

【治法】健脾温中，渗湿止泻。

【方药】以黄芪建中汤合参苓白术散汤加减化裁。

| | | |
|---|---|---|
| 黄芪20g | 防风10g | 炒白芍10g |
| 香附10g | 法半夏10g | 砂仁10g |
| 党参16g | 炒白术20g | 茯苓16g |
| 炒枳壳13g | 焦三仙各13g | 炒山药20g |
| 乌梅炭16g | 赤石脂16g | 莲子16g |
| 炮姜10g | 大枣10g | |

七剂，水煎服，日一剂，早晚分两次餐后温服。

【复诊时间】2013年6月24日。

患者服上药后腹泻、腹胀、肠鸣、口干口臭明显减轻，矢气减少，纳食增加，舌胖大，质淡红，苔白腻，脉沉细，中医辨证仍属"脾胃虚寒，湿食内蕴"，上方去香附、法半夏，继予七剂，以巩固疗效。

【小结】"无湿不作泻"，久泻的病机关键为脾虚湿蕴，清浊相混，故健脾散寒，渗湿止泻为久泻的治疗大法。久泻病程日久，病机多本虚标实，其标实无外乎肝郁、气滞、食滞等，因此王老治疗久泻时扶正而不忘祛邪，从不一味重用收涩，在补虚扶正的同时十分注重消食、化滞、理气法的运用，以调达气机，醒脾化湿，则枢机调畅，脾胃健运，水湿得化，泄泻自止。久病及肾，治疗久泻时应不忘适当应用补肾、收涩之品，以治病求本。

### 案2 久泻案

王×，男，30岁，就诊时间：2013年5月20日。

【病案】腹泻反复发作，泻下稀水，凌晨即泻，遇寒或进食生冷则易于加剧，每日3～5次，无黏液脓血，伴腹痛，泻后则减，纳差，乏力，无肠鸣，无里急后重，无发热，精神可，小便调畅，舌淡，苔白腻，脉弦滑。

【辨证】反复泻下稀水，凌晨即泻，遇寒或进食生冷则易于加剧，无黏液脓血，伴腹痛，泻后则减，纳差，乏力，舌淡，苔白腻，脉弦滑，中医辨证属"脾肾阳虚"。脾胃虚寒，则运化失健，水湿不化，脾肾阳虚，即命门火衰，无以温煦，清阳不升，浊阴下注，清浊相混，则生久泻；脾肾阳气本虚，清阳不升，又逢凌晨阳气未盛，湿浊原已下趋肠道，清浊相混，故凌晨即泻；脾虚湿盛，阳气亏虚，失于温煦，则时觉腹痛；脾失健运，水谷不化，气血生化无源，四肢失养，则纳差、乏力；舌淡，苔白腻，脉弦滑，亦为脾肾阳虚，湿浊内蕴之象。四诊合参，中医辨证属"脾肾阳虚"，病位在脾、胃、肾、大肠，病性虚实夹杂，本虚标实，脾肾阳虚为本，湿浊内蕴为标。

【治法】温补脾肾，涩肠止泻。

【方药】以参苓白术散合黄芪建中汤、四神丸加减化裁。

| | | |
|---|---|---|
| 黄芪20g | 炒党参20g | 炒白术16g |
| 枳壳10g | 炒防风10g | 炒白芍20g |
| 陈皮10g | 茯苓16g | 半夏曲6g |
| 砂仁6g | 炮姜10g | 诃子6g |
| 焦三仙各13g | 炒山药20g | 乌梅炭16g |
| 赤石脂16g | 芡实16g | 槐花炭16g |
| 地榆炭16g | 吴茱萸6g | 肉豆蔻6g |
| 补骨脂16g | 海螵蛸16g | 大枣10g |

七剂，水煎服，日一剂，早晚分两次餐后温服。

【复诊时间】2013年5月27日。

患者服上方后腹泻、腹痛、乏力消失，舌淡，苔白微腻，脉弦滑，中医辨证仍属"脾肾阳虚"，上方去枳壳、半夏曲、地榆炭、海螵蛸，加白扁豆20g，继服十剂，以善其后。

【小结】脾肾阳虚，水湿不化，湿浊内蕴，清浊相干，则飧泄作矣；凌晨即泻，当责之于脾肾阳虚；谨守病机，治以温补脾肾，健脾渗湿，涩肠止泻。方中炒党参、炒白术、茯苓、砂仁、黄芪健脾化湿止泻；炮姜、吴茱萸温中散寒止泻；防风、白芍、陈皮扶脾泻肝止泻；半夏曲、焦三仙消食化积止泻；诃子、乌梅炭、海螵蛸涩肠固脱止泻；山药、芡实、肉豆蔻、补骨脂、赤石脂温补脾肾，涩肠止泻；槐花炭、地榆炭疏风清热止泻。诸药合用共奏温补脾肾，渗湿化浊，涩肠止泻之效。

### 案3　久泻案

薛××，男，75岁，就诊时间：2013年9月23日。

【病案】患者腹泻反复发作，日行4～5次，为稀水便，无黏液脓血，每于生冷饮食后加重，伴腹痛，肠鸣，泻后则减，恶心，无里急后重，舌淡红，苔薄黄腻，脉沉细。

【辨证】腹泻反复发作，每于生冷饮食后加重，伴腹痛，肠鸣，泻后则减，恶心，舌淡红，苔薄黄腻，脉沉细，中医辨证属"湿热内蕴，兼有脾胃虚弱"。脾胃虚弱，水湿不化，渗于肠间，则腹泻、肠鸣；进食生冷则损伤脾阳，故腹泻加重；脾胃虚弱，内失温养，则腹痛；泻后气机得畅，则腹痛、肠鸣减轻；湿浊内蕴，郁而化热，湿热下注，则腹泻益甚；舌淡红，苔薄黄腻，脉沉细，亦为湿热内蕴，兼有脾胃虚弱之象。四诊合参，中医辨证属"湿热内蕴，兼有脾胃虚弱"，病位在脾、胃、大肠，病性本虚标实，虚实夹杂，脾胃虚弱为本，湿热内蕴为标。

【治法】化湿清热，健脾止泻。

【方药】以二妙散合四君子汤加减化裁。

炒苍术13g　　　　炒黄柏10g　　　　地榆炭16g

| | | |
|---|---|---|
| 槐花炭16g | 藿香13g | 法半夏10g |
| 砂仁10g | 炮姜10g | 诃子6g |
| 炒党参20g | 白术16g | 茯苓16g |
| 炒枳壳13g | 焦三仙各10g | 炒山药20g |
| 乌梅炭16g | 小茴香6g | 大枣10g |

七剂，水煎服，日一剂，早晚分两次餐后温服。

【复诊时间】2013年9月30日。

患者服上方后腹泻、腹痛、肠鸣消失，舌淡红，苔薄白，脉沉细，中医辨证属"脾虚湿阻"，治以健脾渗湿，散寒止泻，上方去黄柏、地榆炭、枳壳，加炒薏苡仁30g、山药20g、炙黄芪20g，继服十剂，以善其后。

【小结】湿胜则泻，若脾胃虚弱，水湿不化，渗于肠间，清阳不升，则生飧泄，因此临床腹泻以脾虚致泻者居多，但同时亦不能忽视部分腹泻患者的病机为湿胜致泻或湿热致泻，此时若因循守旧，以健脾温中治之，则往往难以奏效。而应适时转变辨证思路，重新审视病机，若辨证确属"湿邪偏胜"或"湿热内蕴"所致泄泻者，则应治以化湿清热，燥湿止泻，方能取效。此病案辨证即为"湿热内蕴，兼有脾胃虚弱"，若治疗仅予健脾渗湿，温中止泻，则往往无法取效，而应补泻并用，在健脾温中的同时着重加强化湿清热，燥湿止泻法的运用，则治疗方可切中病机，使邪去正安，疾病向愈。

### 案4 久泻案

高××，女，53岁，就诊时间：2013年10月28日。

【病案】腹泻反复发作，泻下黄色稀水便，每日2～3次，无黏液脓血，伴腹痛，肠鸣，痛则即泻，泻后痛减，纳差，乏力，无里急后重，无发热，无便血，无明显消瘦，舌淡红，苔薄白，脉沉细。

【辨证】腹泻反复发作，泻下黄色稀水便，无黏液脓血，伴腹痛，肠鸣，痛则即泻，泻后痛减，纳差，乏力，舌淡红，苔薄白，脉沉细，中医辨证属"肝郁脾虚，肝强脾弱"。脾胃虚弱，水湿不化，水湿内蕴，走于肠间，则腹泻、肠鸣；肝郁气滞，横逆犯脾，日久则致肝郁脾虚，故腹痛即泻；泻后气机得畅，故泻后痛减；脾胃虚弱，运化无权，水谷不化，气血生化无源，四肢失养，则纳差、乏力；舌淡红，苔薄白，脉沉细，亦为脾胃虚弱之象。四诊合参，中医辨证属"肝郁脾虚，肝强脾弱"，病位在脾、胃、肝、大肠，病性虚实夹杂，本虚标实，脾胃虚弱为本，肝郁气滞，湿浊内蕴为标。

【治法】补脾抑肝，渗湿止泻。

【方药】自拟方。

| | | |
|---|---|---|
| 黄芪20g | 炒防风10g | 炒白芍16g |
| 党参20g | 炒白术20g | 茯苓16g |
| 枳壳13g | 半夏曲6g | 砂仁10g |
| 炮姜10g | 诃子10g | 焦三仙各10g |
| 山药20g | 乌梅炭16g | 赤石脂13g |
| 小茴香10g | 香附10g | 大枣10g |

七剂，水煎服，日一剂，早晚分两次餐后温服。

【小结】久泻中医辨证以"脾胃虚寒""脾虚湿蕴"及"脾肾阳虚"居多，但有部分患者中医辨证属"肝郁脾虚，肝强脾弱"，临床表现为痛泻交作，腹中雷鸣，痛则即泻，泻后痛减，治疗当扶脾抑肝，补脾渗湿，涩肠止泻。本病案中医辨证属"肝郁脾虚，肝强脾弱"，因而治以泻肝扶脾，补脾渗湿，涩肠止泻，以期收效。

### 案5　久泻案

毛××，男，44岁，就诊时间：2013年11月4日。

【病案】腹泻反复发作，为黄色稀水便，晨起即泻，每日1～2次，无黏液脓血，伴肠鸣，无腹痛，纳差少食，倦怠乏力，无里急后重，无发热，无便血，无明显消瘦，舌淡红，苔薄白，脉沉细。

【辨证】腹泻反复发作，晨起即泻，伴肠鸣，纳差，倦怠乏力，舌淡红，苔薄白，脉沉细，中医辨证属"脾肾阳虚，湿浊内蕴"。脾肾阳虚，无以温煦，水湿不化，湿浊内蕴，清阳不升，水于肠间，则晨起腹泻，时有肠鸣；脾胃虚寒，运化失健，水谷不化，气血生化无源，四肢失养，则纳差、乏力；舌淡红，苔薄白，脉沉细，亦为脾胃虚弱，气血亏虚之象。四诊合参，中医辨证属"脾肾阳虚，湿浊内蕴"，病位在脾、肾、大肠，病性以本虚为主，兼有标实，脾肾阳虚为本，水湿内蕴为标。

【治法】温补脾肾，涩肠止泻。

【方药】以四神丸合理中汤加减化裁。

| | | |
|---|---|---|
| 补骨脂16g | 肉豆蔻6g | 五味子13g |
| 吴茱萸6g | 炒党参16g | 茯苓16g |
| 炒白术16g | 枳壳13g | 半夏曲6g |
| 砂仁10g | 炮姜10g | 焦三仙各10g |

炒山药20g　　　乌梅炭16g　　　赤石脂13g

芡实16g　　　　金樱子16g　　　大枣10g

七剂，水煎服，日一剂，早晚分两次餐后温服。

【小结】泄泻日久，则病机由实致虚，由脾及肾，由气及阳，而终成脾肾阳虚，本虚标实，虚实夹杂之病机表现，临床以久泻不愈、五更泄泻、完谷不化、畏寒肢冷为主要表现，治宜温补脾肾，涩肠止泻，并注意在补虚扶正，温阳散寒的同时应依据兼夹证之不同，分别予以理气、消食、化湿之品，以标本兼治，扶正祛邪。本病案中医诊断属"久泻"范畴，辨证属"脾肾阳虚，湿浊内蕴，本虚标实"，应以温补脾肾，涩肠止泻为治疗原则，同时给予枳壳、焦三仙、半夏曲此类理气，消食化滞之品，以标本兼顾，扶正祛邪，可望取得满意疗效。

### 案6　久泻案

张××，男，42岁，汉族，就诊时间：2013年12月23日。

【病案】腹泻，为稀水便，每日3～4次不等，伴腹鸣，无腹痛、腹胀，无黏液脓血便，每于进食生冷及受凉后加重，小便尚调，夜眠可，舌淡红，苔白腻，脉细。

【辨证】腹泻，为稀水便，伴腹鸣，无腹痛、腹胀，无黏液脓血便，每于进食生冷及受凉后加重，舌淡红，苔白腻，脉细，中医辨证属"脾胃虚寒，湿浊内蕴"。脾胃虚寒，运化失健，水湿不化，清阳不升，水湿与水谷混杂而下，则腹泻稀水便；水走于肠间，则肠鸣；进食生冷及受凉后，本脾阳已虚，则中阳又伤，则腹泻加重；舌淡红，苔白腻，脉细，亦为脾虚湿阻之象。四诊合参，中医辨证属"脾胃虚寒，湿浊内蕴"，病位在脾、胃、大肠，病性虚实夹杂，本虚表实，脾胃虚寒为本，湿蕴为标。

【治法】健脾散寒，化湿止泻。

【方药】以理中汤合平胃散加减化裁。

| | | |
|---|---|---|
| 苍术16g | 薏苡仁13g | 草豆蔻13g |
| 白豆蔻13g | 木香10g | 藿香13g |
| 半夏10g | 砂仁10g | 炒党参10g |
| 炒白术16g | 陈皮10g | 焦三仙各10g |
| 山药16g | 乌梅16g | 干姜6g |
| 大枣10g | 香附13g | 鸡内金16g |

七剂，水煎服，日一剂，早晚分两次餐后温服。

【复诊时间】2013年12月30日。

患者服上药后腹泻明显减轻，大便成形，腹鸣已除，舌淡红，苔薄白，脉细，中医辨证仍属"脾胃虚寒"，上方去草豆蔻、木香，加炙黄芪20g，以增强温中补虚之力，继服十剂，以善其后。

【小结】王老认为"无湿不作泻"，治疗当药用苦温，以化湿止泻。本病例中医辨证为"脾胃虚弱，湿浊内蕴"，故治以温中散寒，健脾化湿，涩肠止泻，治疗重在化湿健脾。王老认为脾胃虚弱，运化失健，水谷不化，则与水湿夹杂而下而作泄，故治疗久泻宜消食健脾，在健脾化湿的基础上，应加入消食化滞之品，此为王老治疗久泻的临床经验，需加以学习体会。

## 案7　久泻案

吉××，男，36岁，汉族，就诊时间：2014年4月15日。

【病案】腹泻反复发作10年，为稀水便，每日1～2次，每于进食生冷或受凉后加重，伴肠鸣，腹部自觉发凉，无腹痛，无黏液脓血便，纳差，舌淡红，苔薄白，脉沉细。

【辨证】腹泻反复发作，每于进食生冷或受凉后加重，伴肠鸣，腹部自觉发凉，纳差，舌淡红，苔薄白，脉沉细，中医辨证属"脾胃虚寒"。脾胃虚寒，运化失健，水湿不化，浊阴不降，清浊相混，故腹泻反复发作；脾虚湿蕴，水走肠间，则肠鸣；脾胃虚寒，失于温煦，则自觉腹部发凉；脾失健运，则纳差；舌淡红，苔薄白，脉沉细，亦为脾胃虚弱之象。四诊合参，中医辨证属"脾胃虚寒"，病位在脾、胃、大肠，病性属虚实夹杂，本虚标实，脾胃虚寒为本，湿浊内蕴为标。

【治法】健脾温中，渗湿止泻。

【方药】以理中汤合参苓白术散加减化裁。

| | | |
|---|---|---|
| 炒党参20g | 炒白术20g | 炒白芍16g |
| 茯苓16g | 陈皮10g | 炒枳壳13g |
| 半夏曲6g | 砂仁6g | 炮姜10g |
| 诃子6g | 焦三仙各13g | 石榴皮16g |
| 炒山药20g | 乌梅16g | 小茴香6g |
| 芡实16g | 黄连3g | 大枣10g |

七剂，水煎服，日一剂，早晚分两次餐后温服。

【复诊时间】2014年4月22日。

患者服上方后腹泻、肠鸣、腹部发凉明显减轻，纳食增加，舌淡红，苔薄白，脉沉细，中医辨证属"脾胃虚寒"，上方去黄连，加炙黄芪20g，继服十剂，以善其后。

【小结】久泻中医辨证属"脾胃虚寒"者不在少数，该病案中医辨证亦属"脾胃虚寒",健脾温中、散寒益气、渗湿止泻为正治之法,自不待言。方中加用少量黄连,意在佐制温中健脾散寒之品的温热之性。王老认为黄连用量大有清泻心胃之效,若量少则有厚胃肠之功,不会致腹泻加重,用于治疗久泻,但用无妨,同时可佐制温中散寒药的温热之性,起佐制之用,此为王老治疗久泻的经验之谈。

### 案8 久泻案

韩×,男,40岁,汉族,就诊时间:2014年5月12日。

【病案】腹泻反复发作8年,为稀水便,每日3~5次,凌晨5~6时腹泻,无黏液脓血便,伴腹痛,泻后痛减,自觉腹部发凉,无肠鸣,纳可,舌淡红,苔薄白,脉沉细。

【辨证】腹泻反复发作,为稀水便,凌晨5~6时腹泻,伴腹痛,泻后痛减,自觉腹部发凉,舌淡红,苔薄白,脉沉细,中医辨证属"脾肾阳虚"。脾肾阳虚,无以温煦,运化失健,水湿不化,清浊相混,则腹泻;凌晨时阳气虽升但未隆盛,而本有脾肾阳虚,故凌晨时腹泻;脾肾阳虚,无以温煦,则腹痛,自觉腹部发凉;舌淡红,苔薄白,脉沉细,亦为脾胃虚弱之象。四诊合参,中医辨证属"脾肾阳虚",病位在脾、肾,病性以正虚为主。

【治法】温补脾肾,涩肠止泻。

【方药】以四神丸加减化裁。

| | | |
|---|---|---|
| 补骨脂16g | 五味子13g | 吴茱萸6g |
| 肉豆蔻6g | 炒党参20g | 茯苓16g |
| 炒白术20g | 枳壳13g | 炮姜10g |

诃子6g　　　　　炒山药20g　　　　焦三仙各13g

炒白芍16g　　　　乌梅炭16g　　　　赤石脂13g

芡实16g　　　　　金樱子16g　　　　黄连3g

大枣10g

七剂，水煎服，日一剂，早晚分两次餐后温服。

【复诊时间】2014年5月19日。

患者服上方后腹泻、腹痛、腹部发凉较前明显减轻，大便成形，每日2次，舌淡红，苔薄白，脉沉细，中医辨证属"脾肾阳虚"，上方去黄连，加炙黄芪20g，继服十剂，以巩固疗效。

【小结】久泻患者部分中医辨证属"脾肾阳虚"，本病案中医辨证属"脾肾阳虚"，治则自当温补脾肾，涩肠止泻。然久泻治疗亦不应一味固涩温补，应视兼夹证不同，而分别佐以理气、消食、化湿等法。本病案在温补固涩的同时加用枳壳、焦三仙以理气、消食，则久泻可止。

### 案9　久泻案

王××，女，63岁，汉族，就诊时间：2014年8月18日。

【病案】腹泻反复发作，先干后稀或为稀水便，晨起即泻，完谷不化，每日2～3次，伴腹痛，肠鸣，腹胀，泻后则减，纳差，乏力，舌暗淡，苔白腻，脉沉细弱。

【辨证】腹泻反复发作，先干后稀或为稀水便，晨起即泻，完谷不化，伴腹痛，肠鸣，腹胀，泻后则减，纳差，乏力，舌暗淡，苔白腻，脉沉细弱，中医辨证属"脾胃虚寒"。脾胃虚寒，运化失健，水湿不化，走于肠间，清浊相混，则腹泻、肠鸣；脾胃虚寒，失于温煦，则腹痛、腹胀；脾胃虚寒，运化无权；水谷不化，则纳差、乏力；舌暗淡，苔白腻，脉沉细弱，亦为脾胃虚弱之象。四诊合参，中医辨证属"脾胃虚寒"，病位在脾、胃、大肠，病性虚实夹杂，本虚标实，脾胃虚寒为本，湿浊内蕴为标。

【治法】温中散寒，涩肠止泻。

【方药】以参苓白术散合理中汤加减化裁。

| 炒党参20g | 炒白术20g | 茯苓10g |
|---|---|---|
| 陈皮10g | 枳壳13g | 法半夏10g |
| 厚朴13g | 苍术13g | 白豆蔻13g |
| 草豆蔻6g | 山药16g | 藿香13g |
| 白扁豆16g | 莲子10g | 焦三仙各13g |
| 鸡内金10g | 干姜10g | |

七剂，水煎服，日一剂，早晚分两次餐后温服。

【复诊时间】2014年8月25日。

患者服上药后腹泻、完谷不化、腹痛、肠鸣、腹胀、纳差、乏力较前明显减轻，大便略溏，每日1次，舌暗淡，苔薄白，脉沉细弱，中医辨证仍属"脾胃虚寒"，上方去厚朴，加炒薏苡仁30g，继予十剂，以巩固疗效。

【小结】脾胃虚弱或虚寒，则运化无权，水湿不化，下趋肠间，清阳不升，浊阴不降，清浊相混，则生久泻。其病机重在浊阴不降，湿浊内蕴，清阳不升，治则重在化湿健脾。本病案中医诊断属"久泻"范畴，辨证属"脾胃虚寒"，治疗则重在化湿降浊，健脾升清。方中重用炒白术、茯苓、苍术、白豆蔻、草豆蔻、藿香此类化湿降浊，健脾醒脾之品，即体现了上述久泻的中医治疗观念，脾健湿化，则久泻自止。

### 案10　久泻案

王××，男，30岁，汉族，就诊时间：2014年8月21日。

【病案】腹泻稀水便，进食生冷后加重，每日上午腹泻2～3次，伴肠鸣，腹部不适，畏寒肢冷，大便黏腻不爽，纳可，舌淡红，苔薄白，脉沉细。

【辨证】腹泻进食生冷后加重，伴肠鸣，腹部不适，畏寒肢冷，舌淡红，苔薄白，脉沉细，中医辨证属"脾肾阳虚"。脾肾阳虚，运化无权，水湿不化，浊阴不降，清浊相混，则腹泻，进食生冷后则加重；脾肾阳虚，水湿不化，水走肠间，则肠鸣；内失温养，则腹部不适；阳虚无以温煦，故畏寒肢冷；舌淡红，苔薄白，脉沉细，亦为虚证之象。四诊合参，中医辨证属"脾肾阳虚"，病位在脾、肾、大肠，病性以正虚为主。

【治法】温补脾肾，涩肠止泻。

【方药】以四神丸合参苓白术散加减化裁。

| | | |
|---|---|---|
| 补骨脂16g | 淫羊藿16g | 五味子13g |
| 肉豆蔻10g | 吴茱萸6g | 炮姜10g |
| 诃子6g | 半夏曲6g | 砂仁10g |
| 焦三仙各13g | 石榴皮16g | 制附片（先煎）6g |
| 炒山药20g | 芡实16g | 金樱子16g |
| 乌梅炭16g | 大枣10g | 小茴香6g |
| 党参20g | 炒白术16g | 枳壳13g |

七剂，水煎服，日一剂，早晚分两次餐后温服。

【复诊时间】2014年8月28日。

患者服上药后腹泻、肠鸣、腹部不适、畏寒肢冷较前明显减轻，大便成形，每日1次，舌淡红，苔薄白，脉沉细，中医辨证仍属"脾肾阳虚"，上方去枳壳，加炙黄芪20g，继服十剂，以善其后。

【小结】久泻中医辨证属"脾肾阳虚"者，治法当温补脾肾，涩肠止泻，自是常法。然王老总结长年治疗久泻之临床经验，认为治疗久泻不可一味固涩温补，而应视兼夹证不同，于固涩之中加用消食、行滞之剂，以塞中有行，补中有消，方可取得更好疗效。本病案于温补固涩之中加入枳壳、焦三仙即为此意。

### 案11 久泻案

王××，男，53岁，就诊时间：2015年1月14日。

【病案】反复晨起腹泻，为稀水便，每日1～2次，每于进食生冷及受寒后加重或诱发，伴腹痛，腹胀，肠鸣，泻后则减，纳食尚可，小便调畅，夜眠可，舌淡红，苔薄白，脉沉细。

【辨证】晨起腹泻，为稀水便，每于进食生冷及受寒后加重或诱发，伴腹痛，腹胀，肠鸣，泻后则减，舌淡红，苔薄白，脉沉细，中医辨证属"脾肾阳虚"。脾肾阳虚，温煦失职，水湿不化，湿浊内蕴，清阳不升，浊阴不降，清浊相混，则发为腹泻、腹胀、腹痛；水湿不化，走于肠间，则肠鸣；舌淡红，苔薄白，脉沉细，亦为正气不足之象。四诊合参，中医辨证属"脾肾阳虚"，病位在脾、肾、大肠，病性虚实夹杂，本虚标实，脾肾阳虚为本，湿浊内蕴为标。

【治法】温补脾肾，涩肠止泻。

【方药】以四神丸合参苓白术散加减化裁。

| | | |
|---|---|---|
| 补骨脂16g | 肉豆蔻6g | 五味子13g |
| 吴茱萸6g | 党参20g | 茯苓16g |
| 炒白术16g | 木香10g | 大腹皮16g |
| 焦三仙各10g | 山药20g | 炮姜10g |
| 诃子6g | 乌梅炭16g | 赤石脂13g |
| 芡实16g | 金樱子16g | 大枣10g |

七剂，水煎服，日一剂，早晚分两次餐后温服。

【复诊时间】2015年1月21日。

患者服上方后晨起腹泻、腹痛、腹胀、肠鸣明显减轻，舌淡红，苔薄白，脉沉细，中医辨证仍属"脾肾阳虚"，上方去大腹皮，加白扁豆20g，炒薏苡仁30g，炒白芍10g，继予十剂以善其后。

【小结】久泻中医辨证属"脾肾阳虚"者治疗当温补脾肾，固肠止泻。但一味温补固涩，则易壅滞气机，反于治疗不利，应于温补固涩之中加入少量理气、消食之剂，涩中有通，补中有消，使气机调畅，脾胃健运，则腹泻易止，此圆机活法需用心体会。本病案中医辨证属"脾肾阳虚"，治疗在温补固涩的同时，加入木香、大腹皮、焦三仙，即为上述治疗理念的体现与应用。

## 案12　久泻案

韩××，男，57岁，回族，就诊时间：2015年8月7日。

【病案】反复腹泻，为稀水便及糊状便，每日2～4次，每于进食生冷及受凉后加重,反复发作,缠绵难遇,伴肠鸣,无腹痛,无里急后重,纳差,乏力,舌淡红,边有齿痕,苔薄白,脉沉细。

【辨证】腹泻反复发作,缠绵难遇,每于进食生冷及受凉后加重,伴肠鸣,纳差,乏力,舌淡红,边有齿痕,苔薄白,脉沉细,中医辨证属"脾胃虚寒"。脾胃虚寒,水湿不化,运化无权,水湿与食积停滞,清浊相混,则腹泻;脾胃虚寒,水湿不化,浊阴不降,水走肠间,则肠鸣;脾胃虚寒,水谷不化,气血生化无源,则纳差、乏力;舌淡红,苔薄白,舌边有齿痕,脉沉细,亦为脾胃虚弱之象。四诊合参,中医辨证属"脾胃虚寒",病位在脾、胃、大肠,病性以正虚为本。

【治法】健脾温中,涩肠止泻。

【方药】以参苓白术散加减化裁。

| | | |
|---|---|---|
| 炙黄芪20g | 太子参16g | 炒白术16g |
| 茯苓16g | 炒枳壳10g | 陈皮10g |
| 半夏曲10g | 砂仁6g | 焦三仙各10g |
| 山药10g | 乌梅10g | 小茴香10g |
| 莲子10g | 炒白扁豆16g | 芡实10g |
| 金樱子16g | 大枣6g | 炮姜10g |
| 诃子10g | | |

七剂,水煎服,每日一剂,早晚分两次餐后温服。

【复诊时间】2015年8月14日。

患者服用上方后腹泻、肠鸣明显减轻,大便成形,每日1~2次,纳食增加,舌淡红,边有齿痕,苔薄白,脉沉细,中医辨证仍属"脾胃虚寒",上方去枳壳,加茯苓16g,炒薏苡仁30g，继服十剂，以善其后。

【小结】王常绮老中医认为治疗"脾胃虚寒或虚弱"型腹泻，自当健脾益气，温中散寒，涩肠止泻。然脾胃虚寒，运化无权，水湿不化，水谷不消，水湿内停，阻碍气机，故多兼有水湿、气滞、食积。故治疗脾胃虚寒或虚弱所致久泻，健脾温中，涩肠止泻虽为常法，但亦不应一味固涩，专门温补，而应在补虚固涩的同时兼顾兼夹之证，否则一味温补固涩，亦难奏佳效。久泻多兼气滞、水湿及食积，治疗应兼顾以上兼夹证，分别佐以化湿、理气、消食等法。王老临证时，化湿多取藿香、厚朴、薏苡仁等；理气多用陈皮、枳壳等；消食多选焦三仙等。此外，王老治疗久泻，涩肠止泻惯用金樱子，此为王老治疗久泻的用药特色，可供借鉴。

### 案13　久泻案

严××，男，38岁，汉族，就诊时间：2019年5月10日。

【病案】2年前始发腹泻，为稀水便，每日2～3次，每于进食不慎或辛辣饮食后加重，伴腹痛，以脐周为主，痛则腹泻，泻后痛减，肠鸣漉漉，纳差，乏力，无便血，无脓血黏液，无里急后重，无发热，小便调，夜眠尚可，舌淡，苔白微腻，脉弦细。

【辨证】腹泻，每于进食不慎或辛辣饮食后加重，伴腹痛，痛则腹泻，泻后痛减，肠鸣漉漉，纳差，乏力，舌淡，苔白微腻，脉沉细，中医辨证属"肝脾不调，肝郁脾虚"。肝主疏泄，性喜调达，若肝气郁滞，横逆犯脾，久则致脾胃虚弱，运化无权，水湿不化，走于肠间，大肠传导失司，则腹泻；肝郁犯脾，脾胃虚弱，失于温阳，肠道挛急，则腹痛，以脐周为甚；泻后气机得畅，则腹痛减轻；水湿不化，水走肠间，则肠鸣漉漉；脾胃虚弱，失于健运，水谷不化，故纳差、乏力；舌淡，苔白微腻，脉弦细，亦为肝脾不调，肝郁脾虚，水湿中阻之象。四诊合参，中医辨证属"肝脾不调，肝郁脾虚"，病位在肝、脾、大肠，病性虚实夹杂，本虚标实。

【治法】调和肝脾，健脾止泻，缓急止痛。

【方药】以参苓白术散合痛泻要方加减化裁。

| 炒党参15g | 茯苓15g | 炒白术15g |
|---|---|---|
| 炒白扁豆15g | 炒薏苡仁30g | 藿香10g |
| 炒苍术15g | 白豆蔻10g | 延胡索15g |
| 炒白芍10g | 陈皮10g | 防风10g |
| 葛根10g | 炒麦芽10g | 鸡内金12g |
| 白芷10g | 马齿苋15g | 甘草6g |

七剂，水煎服，日一剂，早晚分两次餐后温服。

【复诊时间】2019年5月17日。

患者服上药后腹泻腹痛明显减轻，大便成形，每日1次，肠鸣减轻，纳食增加，精神好，舌淡，舌苔减退，脉弦细，中医辨证仍为"肝脾不调，肝郁脾虚"，治疗继予调和肝脾，健脾止泻，上方去马齿苋，加桂枝10g，继予十剂，以善其后。

【小结】此案中医辨证属"肝脾不调，肝郁脾虚"，治疗应调和肝脾，健脾渗湿，王老临证多选用参苓白术散合痛泻要方加减治疗。脾胃虚弱，运化无权，则易致食积内停；湿邪内蕴，久而化热，可兼有湿热蕴结。因此，临床肝脾不调之腹泻，可有食积、湿热、湿浊等兼夹证，治疗除调和肝脾外，应适当加入消食化积、清热化湿等祛邪之品，则邪气得除，正气得复，疾病得愈。方中加入炒麦芽、鸡内金、马齿苋、白芷、藿香、白豆蔻即是这种治疗思路的体现，其中炒麦芽、鸡内金消食止泻，马齿苋清热解毒止泻，白芷、藿香、白豆蔻芳香化湿止泻。方中葛根升发清阳，可鼓舞脾胃清阳之气上行而奏止泻之功。水走肠间，则肠鸣漉漉，复诊加用桂枝可通阳化饮，则肠鸣可止。

### 案14　久泻案

吴××，女，49岁，汉族，就诊时间：2019年11月15日。

【病案】反复腹泻6年，每日2～4次，晨起即泻，伴肠鸣，完谷不化，每于进食生冷或受凉后加重，纳差，乏力，曾行结肠镜检查未见明显异常，舌淡，胖大，苔白腻，脉沉细。

【辨证】反复腹泻，晨起即泻，伴肠鸣，完谷不化，每于进食生冷或受凉后加重，纳差，乏力，舌淡，胖大，苔白腻，脉沉细，中医辨证属"脾肾阳虚"。病程日久，肾阳亏虚，命门火衰，脾失温煦，运化失健，水湿不化，清阳不升，浊阴不降，水湿与食积混杂而下，则反复腹泻，晨起即泻，完谷不化；脾肾阳虚，水湿不化，水饮走于肠间，则肠鸣；脾肾阳虚，故每于进食生冷或受凉后腹泻加重；脾阳虚寒，运化失健，水谷不化，四肢失养，故纳差、乏力；舌淡，胖大，苔白腻，脉沉细，亦为脾肾阳虚，水湿内蕴之象。四诊合参,中医辨证属"脾肾阳虚",病位在脾、肾、大肠,病性虚实夹杂,本虚标实。

【治法】温补脾肾,涩肠止泻。

【方药】以参苓白术散合四神丸加减化裁。

| | | |
|---|---|---|
| 炒党参10g | 茯苓15g | 炒白术15g |
| 炒薏苡仁30g | 炒白扁豆15g | 炒山药15g |
| 芡实10g | 莲子10g | 延胡索15g |
| 炙黄芪20g | 炮姜10g | 赤石脂10g |
| 肉豆蔻10g | 五味子10g | 炒苍术10g |
| 藿香10g | 炒麦芽15g | 桂枝10g |
| 炙甘草6g | | |

六剂,水煎服,日一剂,早晚分两次餐后温服。

【复诊时间】2019年11月22日。

患者服用上药后腹泻、肠鸣明显减轻,完谷不化消失,纳食增加,舌淡,胖大,苔薄白,脉沉细,中医辨证属"脾肾阳虚",上方去桂枝,加乌梅10g,继予十剂,以善其后。

【小结】腹泻日久,晨起即泻,伴完谷不化,肠鸣,中医诊断属"脾肾阳虚"。完谷不化为脾肾阳虚,命门火衰的辨证要点之一。王老临证治疗脾肾阳虚之腹泻,多采用参苓白术散合四神丸加减治疗,以温补脾肾,固肠止泻,药证相符,用药中的,常获良效。"病痰饮者当以温药和之",脾肾阳虚,水湿不化,水饮走于肠间,则肠鸣,故于方中加用桂枝以通阳化饮,水饮即除,肠鸣即止。

# 第三节　疏风豁痰，重镇扶正，
# 调摄情志，谨防复发

全国名中医王常绮悬壶济世六十载，擅治癫痫，并积累了丰富的临床经验。全国名中医王常绮弟子认真跟随其临证学习，悉心总结王老治疗癫痫的临床经验及重要学术思想，并略有心得。现将王老治疗癫痫的学术思想及临床经验总结如下。

## 一、全国名中医王常绮治疗癫痫的临床经验总结

癫痫属中医"痫证"范畴，对其病因病机众多医家持有各自不同的认识，但归纳起来不外乎以下几个方面：七情失调、先天因素、脑部外伤、饮食不节、劳累过度或患他病之后，以上病因最终均可造成脏腑失调，气机逆乱，痰浊阻滞，风痰上扰而发为癫痫。王老潜心研读古籍医理，借鉴古代医家有关癫痫病因病机的重要认识及精辟论述，总结长期临床治疗经验，对癫痫的病因病机作出了精辟深刻的认识及论述，指出癫痫的病因病机为：先天禀赋不足，病得于母腹，脾肾不足，肝肾亏虚，阴不敛阳，水不涵木，虚阳上浮，肝风内动；或脾虚不运，水湿不化，聚湿生痰，痰浊内蕴，致肝风挟痰浊上扰，风痰内动，上蒙清窍而成癫痫；或七情失调，大惊大恐，气机逆乱，挟伏痰上扰亦致癫痫；或有头部外伤，出生难产，颅脑受伤，瘀血阻于脑络，痰瘀互结，脑络失养，清窍蒙蔽遂发癫痫；或六淫所干、饮食失调、患病之后，均可致脏腑受损，积痰内伏，阴不敛阳，生热生风，风

阳痰浊，蒙蔽清窍，流窜经络而引发癫痫；或营阴亏虚，营卫不调，风痰上扰而发昏仆搐搦。因癫痫患者素有积痰内伏，一遇劳作过度，或情志不遂、起居失调，遂致气机逆乱而触动积痰，痰浊上扰，风阳内动，闭塞心窍，壅塞经络而致复发，经久难愈。

总结上述王老有关癫痫病因病机的认识可以得出以下结论：虽然癫痫成因众多，但殊途同归，其最终的病机演变过程均归于一途，即风阳内动，痰浊壅塞，气机逆乱，蒙蔽清窍而发为癫痫。其中又尤以痰邪作祟最为重要，不容忽视。《丹溪心法·痫》便有如下有关癫痫病因病机的深刻论述："非无痰涎壅塞，迷闷孔窍。"王老有关癫痫病因病机的认识与此论点颇有渊源。

基于以上有关癫痫病因病机的重要认识，王老采用疏风平肝，清热豁痰，重镇扶正治疗癫痫取得了满意疗效。癫痫的病机关键为风阳内动，风痰上扰，因此王老治痫之法以疏风豁痰为首要，以除癫痫之因。同时癫痫发作时气机逆乱，心神被扰，阴不潜阳，风阳浮越，因此在疏风豁痰的同时，务必重镇安神，摄纳浮阳，以治癫痫之标。另一方面，王老认为导致癫痫发病的多种病因均可致脏腑受损，肝肾亏虚，而癫痫反复发作，久则必损伤脏腑，耗伤正气；同时癫痫发作之时，最易损耗气血，耗损正气。这些因素最终均可导致患者正气亏损，气血虚衰，肝脾肾俱虚，从而造成虚实夹杂，本虚标实的病势局面。因此，王老在治疗癫痫时除重视运用疏风豁痰，重镇潜阳之法外，特别强调祛邪之时不忘扶正，时刻顾及扶助正气，标本兼顾，安内攘外，以防正气进一步受到损伤，预防和减少癫痫复发，其扶正之法尤以健脾益气，补益肝肾为首要。

癫痫常常反复发作，发病日久必成本虚标实之势，因此王老在治疗癫痫时非常重视疾病的标本缓急，揣癫痫发病之势，最擅依据疾病标本缓急之不同而采取不同的治疗法则。发作时以治标为主，采用豁痰顺气、平肝息风、重镇安神、清肝泻火等法以治其标；间歇期则务必调养脏腑，补益气血，扶助正气以治病求本，或在扶正的同时佐以除痰、清热、平肝、通络等诸法，以祛邪扶正，标本兼顾。

## 二、全国名中医王常绮治疗癫痫的经验方

王老在治疗癫痫发作时，常采用如下经验方控制发作：柴胡10g，白芍20g，黄芩10g，山栀10g，清半夏10g，僵蚕10g，制胆南星10g，天竺黄6g，竹茹10g，郁金20g，明矾6g，钩藤15g，川贝母15g，金礞石12g，珍珠母20～30g，生龙牡各（先煎）30g，琥珀（冲服）3g，磁石15g，羚羊角粉（冲服）1.2g，全虫6g，桃仁15g，丹参20g，红花12g，太子参30g，黄芪30g，熟地黄15g，山药20g，山萸肉20g，大枣15g，炙甘草10g。方中柴胡、白芍、钩藤、羚羊角粉平肝息风；黄芩、山栀、清半夏、制胆南星、天竺黄、郁金、明矾、川贝母豁痰清热，清肝泻火；金礞石、珍珠母、生龙牡、琥珀、磁石重镇安神，摄纳浮阳；全虫、桃仁、丹参、红花、僵蚕活血化瘀，祛风通络；太子参、黄芪、熟地黄、山药、山萸肉、大枣、炙甘草健脾益气，补益肝肾，补虚扶正。诸药合用共奏疏风豁痰，平肝潜阳，清热息风，重镇安神，柔肝解痉，

活血通络，扶助正气，补益肝肾，健脾益气之功。在间歇期王老多以上述经验方为基础方依据患者病情不同进行适当加减，共研细末冲服，每次3～5g，每日2次，以徐图缓治，预防和减少发作。

## 三、全国名中医王常绮治疗癫痫的经验方释义

王老治疗癫痫的临床经验及学术思想在经验方中得到了全面、充分的体现，现将经验方所体现的王老治疗癫痫的临床经验及学术思想总结如下。

### （一）镇肝息风

王老认为癫痫发病，主要是"风、痰"为患，风主动摇，故抽搐，痰迷心窍则神昏，风是百病之源，癫痫尤其如此，所以治疗癫痫病，息风是一个根本大法。方中用羚羊角粉、僵蚕、龙骨、牡蛎、珍珠母、磁石、琥珀粉、全虫以镇肝息风止痉。

### （二）疏肝清心泻火

癫痫属神志疾患，火热炽盛常是其主要的诱发原因。风、痰致痫常与火热炽盛有关，"癫痫之痰因火动所作""火盛神不守舍"，火热灼液为痰，风火相搏则扰乱神明，造成癫痫发作。方中用柴胡、白芍、黄芩、山栀疏肝泻火，火热重可加钩藤、白菊花。

### （三）豁痰开窍

癫痫发作主要由痰浊、痰聚所致，癫痫由痰起，故治病必先祛痰，癫痫病之痰与一般痰邪有所不同，癫痫病之痰具有随风气而聚散和胶固难化的特征，患者每有积痰于内，若遇惊

恐、饮食失节、劳累、高热等情况，"以致脏气不平、经络失调，一触积痰，厥气风动，卒焉暴逆，莫能禁止。"此为癫痫患者久发难愈，缠绵不止的病理基础，故痰邪作祟最为重要，因此豁痰开窍是治疗癫痫始终一贯的法则，方中选用清半夏、竹茹、天竺黄、制胆星、明矾、金礞石、川贝母，以豁痰开窍。

### （四）活血化瘀

心血不遂而瘀，瘀则经络不通，经络不通是引起癫痫发作的直接原因，而血瘀又是引起经络不通的主要原因之一。脑为元神之府，若脑部受伤或气郁血行不畅，致瘀血内停、血流不畅，致神明遂失而发病证。另外，痰浊和血瘀可相互影响，痰浊停留，可致气血运行不畅，气滞血瘀则津液受阻，而变为痰浊，痰瘀互结可使癫痫反复发作。古代医学家认为，风邪侵心，气机壅塞，血脉逆乱，神气不定，癫痫遂发。因此主张"治风先治血，血行风自灭"。所以活血化瘀更是治疗癫痫的最主要的方法之一，方中用全虫、桃仁、红花、丹参、郁金以活血化瘀，瘀血重可加赤芍、血竭。

### （五）扶正固本

癫痫治疗应分清标本虚实，发作期先治标，祛除风、痰、火等实邪；发作间歇期则以治本为主，着重扶正，从健脾益肾，补气养血等方面入手，可治久病体虚的癫痫患者。方中太子参、白芍、山药、黄芪、熟地黄、山萸肉、甘草均为健脾益肾，补气养血之品。如治疗后病情已稳定，可改为散剂，长期服用，巩固疗效。

### （六）注重调养，畅达情志

药物治疗之外，还要去除原发病，忌食羊肉、醇酒等燥热之品，不能从事高空、驾驶、水上作业，不宜骑自行车。发作期间去除假牙，保护舌头，清除口腔痰液。另外，重要的是使患者精神愉快，避免刺激，心情舒畅，使患者建立起积极治疗的信心，让患者明白癫痫病不是不治之症，稳定患者情绪，在这个前提下，患者才能做出努力，像正常人一样愉快地生活，保持最佳精神状态。

值得指出的是王老认为癫痫在情志刺激、饮食不节、过食肥甘厚味、劳逸失调等情况下极易复发，常常反复发作，难以根治，因此加强患者缓解期、间歇期的调理治疗对治疗该病、预防复发和减少发作就显得尤为重要，非常重视和强调缓解期、间歇期的预防调治的作用，指出该病缓解期及间歇期的治疗调理务必加强扶正补虚，以治病求本，顾护正气，祛除疾病之根，尽量减少和预防癫痫的复发。同时王老指出癫痫发作之时，尤其癫痫大发作时，便会极大损伤患者气血正气，耗伤真元，损害脏腑，发作一次，便会损伤一次，发作愈频，则损伤愈重，因此从这一角度而言，减少和预防复发便是对患者正气及脏腑气血的最好保护和补养，这也从另一角度阐明了扶助顾护癫痫患者正气的重要意义和作用。

王老认为癫痫的病机之本、正虚之所在于气血亏虚、脏腑虚损，而脏腑虚损又重在肝、脾、肾三脏，因脾为后天之本，气血生化之源，三脏之中又以补脾为先，因此王老在疾病缓解期、间歇期进行调理治疗时，重点在于益气养血，补益肝、脾、肾三脏，三脏之中又以补脾为主，以培补后天之本，充养气血生化之源，则生化有源，气血得养，肝肾得滋，正气得助，而有望减少和预防复发。在具体用药时多取药性平和，气血兼补，肝、脾、肾兼顾之品，以利于长期服用，而又不致因长期用药而滋腻碍胃、助湿困脾、壅滞气机，如多用擅用以下补虚扶正之药：山药、太子参、党参、山萸肉、黄芪、枸杞子、制何首乌、大枣、茯苓、炒白术、砂仁、当归、桑寄生、菟丝子、沙苑子、炒白芍等。

此外，王老指出癫痫病因病机其本在于正气亏虚，脏腑虚损，而其标在于肝阳上亢，风阳内动，痰浊上扰，痰瘀互结，气机逆乱，因此王老认为癫痫缓解期及间歇期调养时除注重补虚扶正外，同时还应顾及疾病之标，适当加用少量平肝潜阳，重镇化痰，活血祛风之品，以祛除伏痰，疏通经络，息风潜阳，防癫痫再发。因平肝潜镇等金石药沉重难消，味厚难化，久用则有损伤脾胃，耗损正气，妨碍食欲之弊，而该病缓解期及间歇期调理用药时间又往往很长，因此王老强调在该病长期调理治疗时不宜久用、过用、重用此类金石之品，应尽量少用或不用，若患者脾胃虚弱较为显著则尤应加以注意，即便在发作期治疗用药时亦应注意此点，仍不可过用、重用、久用，待病情控制后即减量或停用，以时刻顾护正气，保护脾胃。

其次王老还指出癫痫易于反复发作，缠绵难愈，难取速效，因此治疗不可急于求成，操之过急，只可徐图缓治，耐心调理，尤其是缓解期、间歇期的用药治疗尤应耐心细致，周全稳妥，应告知患者要做好长期调理治疗的思想准备，从而保证患者治疗用药的依从性，以便于患者长期服药治疗。

总之，王老在治疗癫痫发作时以祛风平肝、豁痰清热、通络解痉、重镇息风等为治疗法则，以急则治其标，间歇期则缓则治其本，以调养脏腑，扶助正气为要，或标本兼治，以杜癫痫发病之根，预防癫痫发作。以上王老治疗癫痫的临床经验及对癫痫病因病机的深刻认识值得同道在临证之时细心体会和揣摩学习。

## 三、病案集萃

### 案1 痫证案

马××，女，21岁，就诊时间：2015年7月9日。

【病案】既往有"癫痫"病史5年。每于劳累及情志不畅时癫痫发作，发作时四肢抽搐，口吐白沫，不省人事，每次发作持续约1～2分钟，醒后一如常人，约1～4周发作1次，经外院检查诊断为"原发性癫痫"。平素纳食、夜眠可，二便调，舌淡，有瘀斑，苔薄白，脉沉细。现患者无发作，处缓解期，要求服中药汤剂调理治疗。

【辨证】四肢抽搐，口吐白沫，不省人事，移时即醒，舌淡，苔薄白，舌有瘀斑，脉沉细，中医辨证属"风痰上扰，瘀血阻络，正气亏虚"。正气亏虚，脾胃虚弱，水湿不化，湿浊内蕴，肝火上炎，风痰上扰，清窍被蒙，则四肢抽搐、口吐白沫、不省人事；舌淡，苔薄白，舌有瘀斑，脉沉细，亦为风痰上扰，瘀血阻络，正气不足之象。四诊合参，中医辨证属"风痰上扰，瘀血阻络，正气亏虚"，病性虚实夹杂，本虚标实。

【治法】疏风豁痰，重镇扶正，清肝化瘀。

【方药】自拟方。

| 柴胡10g | 黄芩10g | 清半夏10g |

| | | |
|---|---|---|
| 白芍10g | 山栀10g | 钩藤16g |
| 太子参30g | 僵蚕10g | 生龙骨（先煎）30g |
| 天竺黄6g | 郁金20g | 磁石（先煎）16g |
| 明矾6g | 金礞石13g | 琥珀粉（冲服）6g |
| 制胆星10g | 珍珠母20g | 羚羊角粉（冲服）1.2g |
| 全虫6g | 山萸肉20g | 牡蛎（先煎）30g |
| 山药20g | 炙甘草10g | |

十剂，水煎服，日一剂，早晚分两次餐后温服。

【复诊时间】2015年7月16日。

患者服用上方后无不适，癫痫未发作，纳食、夜眠可，二便调，舌淡，有瘀斑，苔薄白，脉沉细，中医辨证仍属"风痰上扰，瘀血阻络，正气亏虚"，上方栀子量减为6g，加入生黄芪20g，继予十剂，继续调理。

【小结】王常绮老中医治疗癫痫积累了较为丰富的临床经验。王老认为癫痫病因为先天禀赋不足，后天情志不畅，气郁化火，脾虚生痰，风痰上扰，肝火上炎，蒙蔽清窍而发。基于上述认识，王老以疏肝豁痰，重镇扶正之法，在祛邪同时注重扶正治疗癫痫取得了较为满意的疗效。临证之时，该法多用于癫痫间歇期的治疗调理，以防该病复发。本病案中医辨证属"风痰上扰，瘀血阻络，正气亏虚"，治疗当疏风豁痰，清肝泻火，活血化瘀，重镇扶正。方中清肝泻火，予黄芩、山栀；肝火上扰，肝风内动，予白芍以柔肝滋阴，息风潜阳；扶正，取太子参、山药、山萸肉；重镇，选金礞石、生龙骨、生牡蛎、珍珠母、琥珀、磁石之属；化痰，施用天竺黄、制胆星、明矾、郁金。诸药合用以清肝泻火，豁痰熄风，重镇扶正，预防及减少癫痫发作。

## 第四节　搜风剔邪，注重调养，壮骨填髓，养血柔筋

全国名中医王常绮除擅治脾胃系统疾病外，经长年临床实践探索，并借鉴历代著名医家的学术观点及理论学说，对于治疗痹证亦胸有成竹，经验丰富，效如桴鼓，建立并形成了治疗痹证独特的学术思想及临床经验，值得用心领悟，深入挖掘，系统继承。王老临证所治痹证涵盖现代医学的类风湿性关节炎、骨性关节炎、腰椎间盘突出症、结节性红斑、腰椎及颈椎退行性变等疾病，由于上述疾病中医病因病机及治则治法多有重叠及共同之处，且王老临床又最擅治疗类风湿性关节炎，所诊该病病患最多，疗效显著，因此以下仅以类风湿性关节炎为重点总结、论述。

### 一、全国名中医王常绮有关类风湿性关节炎病因病机的认识

关于类风湿性关节炎的发病之因，王老认为总不外乎风、寒、湿、热杂至，痹阻经脉，流注筋脉，困于关节，使经络瘀阻，脉络失养，筋脉拘急，关节受困而发为痹证，临床表现为四肢关节僵硬、肿痛，屈伸不利，活动受限，晨起双手关节僵硬，难以屈伸，视风、湿兼夹寒邪或热邪之不同而形成风寒湿痹或风湿热痹。更有痹证日久，风寒湿邪痹阻经脉，瘀血阻络，胶固难去，四肢关节受损，骨节肿大变形，难以行走，形

体羸瘦之顽痹或尪痹者。

据王老长期临床观察总结认为类风湿性关节炎中医辨证以属风寒湿痹者居多。至于类风湿性关节炎的病机，王老认为先天禀赋不足，肝肾亏虚，气血虚弱为该病发病之本，多为先有先天禀赋不足，肝肾亏虚，筋骨软弱，后恰逢风、寒、湿、热邪杂至，痹阻筋脉关节而发病，正如《黄帝内经》所言："正气存内，邪不可干。"而风、寒、湿、热及瘀血阻络、痰浊凝滞则为该病之标，因此类风湿性关节炎病机总属本虚标实，虚实夹杂，总不离寒凝血瘀，风湿痹阻。

同时王老指出随着类风湿性关节炎病情演变进展，其病机亦随之呈现不同的变化过程，即发病之初，风寒湿热、痰凝血瘀占据该病病机的主导地位，肝肾亏虚、气血虚弱等正虚表现并不突出，处于次要地位；病变渐进，进入该病中期阶段，则风寒湿热、痰凝血瘀始伤气血，渐伤肝肾，初伐正气，进而呈现虚实夹杂，本虚标实的病机局面；进入病变后期则气血已亏，肝肾益虚，正气受戕而邪气留恋不去，形成正气大亏，气血衰弱，肝肾亏损，正虚邪恋的病理状态。此外类风湿性关节炎病久不愈，又可复感外邪，从而进一步促进病情进展，使病变日趋复杂，迁延反复，缠绵难愈，正虚益甚，邪留不去，致使治疗愈加棘手，难有起色。

## 二、全国名中医王常绮治疗类风湿性关节炎的治法

基于以上有关类风湿性关节炎病因病机的认识，王老确立了治疗该病的治疗法则：祛风除湿，温经散寒，活血祛瘀，通络蠲痹，佐以扶正益气，养血柔筋，补益肝肾，益精填髓。王

老指出因风、寒、湿、热为类风湿性关节炎的重要致病因素，虽然该病发病之初风湿之邪可夹有热邪，或病变略久，可郁而化热，形成风湿热痹，表现为关节红肿热痛，但临床实际中类风湿性关节炎属热痹者究竟较少，仍以证属风寒湿痹者占据多数，且热痹随病情进展，正气渐亏，气血被耗，则热象渐退，多不显著。据此认识及临床经验，王老治疗类风湿性关节炎除非患者辨证确属风湿热痹，关节红肿疼痛显著，而予祛风除湿，清热养阴之剂，以桂枝芍药知母汤合薏苡仁汤加减化裁治疗外，治疗该病仍以祛风除湿，温经散寒，活血通络为治疗大法及基本原则。

如前所述，随着病情进展变化，类风湿性关节炎亦随之呈现不同的病机变化过程，因此王老在临床治疗该病时擅于针对不同阶段的病机变化而采取不同的具体治疗法则，发病之初，病机以风寒湿热、痰凝血瘀等实证为突出表现，而肝肾亏虚、气血虚弱等正虚表现并不显著，治疗则以祛邪为主；若病变进入中期阶段，呈现虚实夹杂，本虚标实的病机局面，治疗宜标本兼顾，祛邪扶正，攻补兼施；病变后期则病机表现为正气亏虚，气血衰弱，肝肾亏损，正虚邪恋，治疗应以扶正为主，兼以祛邪。在上述不同治疗阶段，发病之初，祛邪治标，不需赘言烦述，在此仅就王老有关治疗类风湿性关节炎补虚扶正的临床经验及学术观点详述一二。王老认为当类风湿性关节炎病程进入中后期时，应逐步加强补虚扶正的治疗强度，视邪实与正虚对比关系的不同决定祛邪与扶正的主次与侧重，祛邪则以祛风除湿，温经散寒，活血祛瘀为主，而扶正补虚当以益气养血，强筋壮骨，益精填髓，调补脏腑为要，其中调补脏腑又重在补益肝肾，养血柔筋，健脾益胃。

何以如此？王老总结长年临床观察及治疗经验，依据中医理论作出如下深刻阐述：中医理论认为肾主骨生髓，而类风湿性关节炎的病变部位即在四肢筋骨关节，病由风寒湿热及痰凝血瘀痹阻筋骨关节所致，表现为四肢关节肿痛僵硬，酸楚难忍，屈伸不利，随着该病病情的逐步深入进展，筋脉痹阻日渐深重，经络瘀血益发胶固，病久则耗伤气血，损伤肝肾，侵蚀筋骨，损害关节，瘀血痰浊留恋不去，筋骨关节无以濡养，病程日久则终致关节受损，肿大变形，其状如脱，难以屈伸，筋骨痿废，身体魁羸的严重局面。

另一方面，类风湿性关节炎的病机为先天禀赋不足，肝肾亏虚在先，后有风寒湿邪乘虚而入，痹阻经脉而发。随着病变进展，日久又可进一步损伤肝肾，耗伤气血，导致气血、肝肾愈加亏虚，病邪逐渐深入，病情日趋严重，至此则治疗乏术，无力回天。由上述论述可知治疗类风湿性关节炎必当补益肝肾，应将补益肝肾作为治疗类风湿性关节炎的治疗大法贯穿于治疗过程的始终，肝肾强盛则关节筋骨得以充养，筋强骨健方可增强疗效，有效延缓病情进展，进一步提高患者生活质量。因此王老治疗类风湿性关节炎尤重补肾，提出在其惯用、常用的诸味补肾药中，如淫羊藿、巴戟天、肉苁蓉、枸杞子、菟丝子、桑寄生、补骨脂，熟地黄、蜂房等，选择二三味即可，无需多用。

此外，王老指出治疗类风湿性关节炎养血柔筋必不可少，王老这一治疗观念基于以下理论认识：类风湿性关节炎除关节肿痛外，常常伴有晨僵，关节僵硬，难以屈伸，筋脉拘急，筋肉挛缩，痿弱瘦削等突出表现，而上述这些症状正是筋膜受累损害及功能障碍的突出表现，众所周知筋膜附着于骨而聚于关节，是联结关节、肌肉的一种组织，正如《素问·五脏生成篇》所言："诸筋者，皆属于节。"又如《素问·痿论》所言："宗筋主束骨而利机关也。"因此虽然类风湿性关节炎主要病变部位在于关节骨骼，但其病变必然涉及筋膜，筋骨相连，不可分割，关节既已受损，筋膜安能无恙？而筋膜已失其职，关节岂可度外？可以认为类风湿性关节炎虽以关节病变为主，但必然伴有筋膜损害，两者相互影响，共同存在，筋骨同病，俱损共患，共同构成了类风湿性关节炎的病变基础。中医理论认为筋膜正常功能的发挥有赖肝血的滋养，"肝主筋""肝主身之筋膜"，若肝血亏虚，筋失所养，失于柔润，则筋脉拘急，肢体麻木，屈伸不利，于类风湿性关节炎则常常表现为晨僵，关节僵硬，难以屈伸，筋脉拘急，筋肉挛缩，痿弱瘦削，甚则废而不用，其中"晨僵"为类风湿性关节炎的主要临床表现，其表现为晨起四肢关节僵硬不舒，尤以双手关节为甚，关节需缓缓活动方可慢慢屈伸，临床许多患者倍受其苦，王老擅治类风湿性关节炎，对治疗和缓解晨僵自有妙法。王老认为引发晨僵的病机关键在于：肝主筋脉，若肝血亏虚，筋失所养，则晨起关节蜷缩难伸。

基于以上认识，王老采用滋补肝血，养血柔筋，活血通络之法治疗晨僵，多可获取良效。在临证治疗晨僵或久痹、顽痹时王老擅用血肉有情之品，如制龟板胶、鹿角胶等，且用量较大，以滋阴养血，养肝柔筋，舒缓晨僵，消除病痛，疗效颇佳，王老认为龟板胶、鹿角胶最擅滋养精血，补益肝肾，用治晨僵尤为适合。《本草纲目》在论及鹿茸功效时指出该药可"生精补髓，养血益阳，强筋健骨"，鹿角胶药力虽较鹿茸薄弱，但却更为适合用于治疗晨僵；《本草通玄》有如下有关龟板功效的论述："龟甲……大有补水制火之功，故能强筋骨……大凡滋阴降火之药，多是寒凉损胃，惟龟甲益大肠，止泄泻，使人进食。"龟板胶、鹿角胶之功效，于斯可知。王老采用血肉有情之品治疗晨僵时多同时配伍白芍、制何首乌、鸡血藤、木瓜、熟地黄等养血柔肝，舒筋缓急之品，以增强疗效，相辅相成。

其次，王老非常重视瘀血在类风湿性关节炎发病中所占的重要作用，指出类风湿性关节炎得之于风寒湿邪，风寒湿杂至，痹阻经脉，则致瘀血阻络。此外该病多病程日久，久病入络，亦致脉络瘀阻。因此王老认为瘀血为类风湿性关节炎重要的致病因素与病理产物，也是该病主要病机，存在并贯穿于该病发病过程的始终，活血祛瘀应成为治疗该病的重要法则，并贯穿始终。然该病多病久时长，瘀血深入脉络，胶固难除，非活血破瘀、搜剔经络之品难以奏效，因此王老临证治疗时常常选用虫类药，如全虫、蜈蚣等以活血破瘀，搜络剔邪，宣痹止痛。但此类药药性峻烈，应中病即止，不可久用。

## 三、全国名中医王常绮治疗类风湿性关节炎的经验方

总结长年临床治疗经验，王老在临证之时常采用自拟经验方，随证加减治疗类风湿性关节炎，取得了明显疗效。该经验方以乌头汤与独活寄生汤为底方加减化裁而成，具有祛风湿，

温经脉，益肝肾，补气血，止痹痛之功效，适用于肢体关节疼痛，重着，酸楚麻木，屈伸不利，遇阴冷加重，关节肿大，晨僵等风寒湿痹者。其具体药物组成如下：制川乌9g，制草乌9g，生黄芪50g，制何首乌15g，细辛6g，桂枝10g，白芍30g，防风10g，羌活12g，独活12g，秦艽15g，忍冬藤20g，威灵仙20g，当归15g，川芎30g，乌梢蛇15g，淫羊藿15g，蜂房10g，鹿角胶12g，龟板胶12g，杜仲20g，熟地黄15g，木瓜15g，伸筋草15g，全虫6g，蜈蚣5条，干姜10g，生甘草12g。

以上药物共研细末，装胶囊，每粒0.4g，每服4粒，每日3次，饭后服，孕妇忌服。亦可依据具体病情加减，并适当调整以上药物剂量煎汤口服。该经验方以温经散寒，祛风除湿，活血通络为主，配以益气养血，养肝柔筋，滋阴益肾，扶助正气，全方组方精当，配伍合理，照顾全面，药性平和，补而不滞，攻而不峻，温而不燥，滋而不腻，用于治疗风寒湿痹颇为适宜，较为全面地反映与体现了王老治疗类风湿性关节炎的学术思想、临床经验以及遣方用药特色。该方药物剂量的运用具有以下特点：生黄芪重用50g，重在扶正益气；白芍重用至少30g以上，意在敛阴柔肝，养血柔筋；川芎重用至少30g以上，配以当归，旨在活血养血，化瘀行气；忍冬藤、威灵仙、秦艽、伸筋草、木瓜亦用量较大，功在祛风除湿，缓急柔筋，王老惯用、擅用以上五味药治疗类风湿性关节炎，认为此五味药具有较强的祛风除湿，舒筋活络，通痹止痛之效，为治疗类风湿性关节炎之要药，不可不用。

此外，王老指出治疗类风湿性关节炎时，制川乌、制草乌、蜈蚣、细辛止痛显著；搜风剔邪则全虫效佳；蜂房可显著增强人体免疫力，与黄芪、补骨脂、淫羊藿同用以扶正补肾，治疗多有裨益。以上王老治疗类风湿性关节炎的临床用药经验需在临证之时加以体会与应用。

## 四、全国名中医王常绮治疗类风湿性关节炎的经验方释义

王老治疗类风湿性关节炎经验集中体现于经验方中，现总结如下。

### （一）祛邪活血勿忘益气养血

气血运行于经脉之中，为人体重要的营养物质。痹证病邪留恋，往往导致气虚血瘀。另外，治痹之药多辛燥，过服则耗气劫血，故王老临床治疗类风湿性关节炎时多选用既能活血，又能养血之药，如当归、鸡血藤等。血虚者加白芍、制何首乌、熟地黄等，以养血滋阴，既缓急止痛，又制诸药之辛燥。本方重用黄芪，甘温益气，补在表之卫气。桂枝散风寒而温经通痹，与黄芪配伍，益气温阳，和血通经。桂枝得黄芪益气而振奋卫阳；黄芪得桂枝，固表而不致留邪。芍药养血和营而通痹，与桂枝合用，调营卫而和表里，临床若一味祛邪活血，轻视益气养血，疗效多难理想，甚则愈治愈重。故祛邪、活血同时，应重视益气养血。

### （二）祛邪不忘扶正

方中制川草乌、细辛、羌活、独活、防风、木瓜、伸筋草、秦艽、忍冬藤、威灵仙均为祛风除湿，散寒通络之药，所以即使邪气偏胜，也不要一味蠲邪，因该病着于筋骨，难以速去，克伐太过必伤正气，祛邪之时不忘扶正，王老扶正的方法

多样，其中滋补肝肾、益气健脾、育阴养血为基本法则。根据病邪偏胜的差异，选择适当的扶正方法。如风偏盛勿忘活血养血，乃"治风先治血，血行风自灭"之故，药用当归、丹参、鸡血藤、川芎；湿偏盛应注意健脾益气，药用茯苓、白术、薏苡仁等；寒偏盛注意温补肾阳，药用淫羊藿、巴戟天、补骨脂等；热偏盛则应注意滋阴凉血，药用生地黄、鹿角胶、龟板胶等；血偏盛应活血养血、滋补肝肾，药用桑寄生、当归、何首乌等。必须自始至终遵循"扶正不忘祛邪，祛邪勿伤正气"之训。

### （三）搜风剔络，活血破瘀

类风湿性关节炎后期，关节畸形，骨损筋缩，此时瘀血顽痰凝结，以虫类药搜风剔络，破瘀除痰为主要治则，药用全虫、蜈蚣等，收效颇佳。

### （四）正气尚可，宜大剂祛邪

治痹证，对正气尚可者，宜大剂祛邪（先小量，渐增大量。因患者禀赋不同，对药物耐受、反应各异，不可骤用大量，以防药物反应）。其道理在于痹证病变部位在肌肤经络关节，小剂小调，难达病所；痹证为病邪、瘀血阻闭，临床常须应用大剂祛邪，经络血脉方能通达；痹证患者疼痛为主要痛苦，缓解疼痛为当务之急，小量微剂，多难速解痛苦；新病初得，正胜邪实，宜速用大剂将邪驱出，否则邪久恋必伤正，使疾病缠绵难愈。临床选用大剂，个别患者首次服用可出现轻微的胃肠道反应，此和体质有关（因胃肠骤不耐受之故），一般三剂之后即可适应，反应多能消失；若不消失者，可改为饭后服用。如治疗后病情已稳定，可改为散剂，长期服用，巩固疗效。

### （五）注重调养，加强锻炼

除药物治疗之外，避风寒，注意保暖，调整患者的心理平衡对本病的康复也非常重要，另外，关节功能的锻炼也是治疗过程中必不可少的一环。实践证明，注意药物治疗，同时注意调动患者主观能动性和加强关节的功能活动，积极与医生配合，绝大多数（即使关节已有严重的病变甚至破坏）是可以恢复或基本恢复关节功能的，至少可以保持生活能力。

## 五、病案集萃

### 案1　痹证案

张××，女，32岁，汉族，就诊时间：2013年5月13日。

【病案】双手关节肿胀、疼痛反复发作8年，每遇风寒疼痛加重或复发，伴晨僵，双手关节屈伸不利，关节无明显灼热，纳食、夜眠可，二便调畅，舌淡红，苔白腻，脉沉细。

【辨证】双手关节肿胀、疼痛，屈伸不利，反复发作，每遇风寒疼痛加重或复发，伴晨僵，关节无明显灼热，舌淡红，苔白腻，脉沉细，中医辨证属"风寒湿痹阻，瘀血阻络"。风、寒、湿三气杂至，痹阻经脉，瘀血阻络，不通则痛，故双手关节疼痛，屈伸不利；湿邪内蕴，痹阻关节，则双手关节肿胀，难以屈伸；气血亏虚，筋脉失养，则晨僵发作；舌淡红，苔白腻，脉沉细，亦为寒湿痹阻于内，气血亏虚之象。四诊合参，中医辨证属"风寒湿痹，瘀血阻络"，病位在关节、筋脉，病性虚实夹杂，本虚标实，气血亏虚、肝肾不足为本，风寒湿邪为标。

【治法】祛寒除湿，温阳散寒，补肾通络，通痹止痛。

【方药】以薏苡仁汤、乌头汤、独活寄生汤合用化裁。

| | | |
|---|---|---|
| 生薏苡仁20g | 苍术13g | 白豆蔻13g |
| 川萆薢16g | 黄芪50g | 制川、草乌（先煎）各6g |
| 桂枝10g | 白芍30g | 细辛6g |
| 鸡血藤20g | 忍冬藤20g | 防风10g |
| 秦艽13g | 桑寄生16g | 羌、独活各13g |
| 威灵仙30g | 当归16g | 川芎30g |
| 木瓜16g | 伸筋草16g | 熟地黄16g |
| 制何首乌16g | 全虫5g | 蜈蚣4条 |
| 干姜10g | 炙甘草13g | |

七剂，水煎服，日一剂，早晚分两次餐后温服。

【复诊时间】2013年5月20日。

患者服上方后双手关节肿胀、疼痛，晨僵，双手关节屈伸不利明显减轻，舌淡红，苔薄白，脉沉细，中医辨证仍属"风寒湿痹阻，瘀血阻络"，上方去白豆蔻、萆薢，加怀牛膝15g，十剂继服，以继续巩固疗效。

【小结】痹证日久，多虚实夹杂，风寒湿邪为标，为致病之外因；肝肾亏虚，气血两虚为本，为发病之内因。治疗宜标本兼顾，攻补兼施，祛寒除湿，散寒通络为治其标，补益肝肾，养血益气为治其本。该例患者关节肿胀较著，乃湿邪痹阻关节所致，故重用祛湿药以除湿消肿。晨僵明显，则以白芍配用补肾养血之品，以养血柔肝，舒筋缓急以除晨僵，且重用白芍，此为王老治疗晨僵的经验之举。此外王老在治疗痹证时十分注重补益正气，扶正培本，增强机体免疫功能，尤以重用黄芪为其突出特色，用量往往多达50g，此为王老治疗痹证的又一特点。

### 案2　痹证案

杨××，女，57岁，汉族，就诊时间：2013年12月30日。

【病案】双手指间关节、肘关节、膝关节肿胀疼痛，反复发作，每于天气阴冷及感冒时加重或诱发，关节屈伸不利，纳可，二便尚调，舌暗淡，苔薄白，脉细滑。查类风湿因子、抗"O"正常，抗CCP正常，自身抗体：ANA阳性，胞浆颗粒型，滴度：1∶100。

【辨证】双手指间关节、肘关节、膝关节肿胀、疼痛，反复发作，遇冷或感冒时加重或诱发，伴关节屈伸不利，舌暗淡，苔薄白，脉细滑，中医辨证属"风寒湿痹阻，瘀血阻络"。风、寒、湿三邪杂至，痹阻经络，则关节肿痛；遇冷或感冒后，寒邪外侵，则关节疼痛加重，屈伸不利。舌暗淡，苔薄白，脉细滑，亦为风寒湿邪痹阻，瘀血阻络之象。四诊合参，中医辨证属"风寒湿痹阻，瘀血阻络"，病位在四肢关节，病性虚实夹杂，本虚标实，气虚为本，风寒湿邪痹阻为标。

【治法】祛风除湿，温经散寒，活血通痹。

【方药】以黄芪桂枝五物汤加减化裁。

| | | |
|---|---|---|
| 黄芪40g | 桂枝10g | 白芍30g |
| 细辛3g | 鸡血藤20g | 忍冬藤20g |
| 海风藤16g | 青风藤16g | 桑枝30g |
| 威灵仙30g | 羌活13g | 独活13g |

| 秦艽16g | 防风10g | 当归16g |
| 川芎30g | 木瓜16g | 伸筋草16g |
| 全虫5g | 蜈蚣1.5g | 淫羊藿16g |
| 甘草10g | | |

七剂，水煎服，日一剂，早晚分两次餐后温服。

【小结】本病案中医辨证属"风寒湿痹阻，瘀血阻络"，治疗自当祛风除湿，温经通络，蠲痹止痛。然痹证多病程日久，反复发作，病久则正气亏虚，或先天禀赋不足，或脾肾亏虚，或肝肾不足，或气血亏虚，或兼而有之；正气亏虚，风寒湿邪外侵，深入经脉，痹阻血络，而发病。因此痹证多为本虚标实之证，正气亏虚为本，风寒湿邪为标，故治以标本兼治，攻补兼施。本病例病程日久，反复发作，亦为本虚标实之证，气血亏虚，肝肾不足为本，风寒湿痹阻为标。治疗亦应标本兼顾，祛风除湿，温经通络以治标，补益气血，补肝益肾治其本，则方可取得良效。痹证日久，风寒湿深入，痹阻经脉，瘀血阻络，胶固难除，一般活血化瘀药难以奏效，需剔络搜风方可取效。本病案加用全虫、蜈蚣等虫类药即为此意。

### 案3 痹证案

魏××，女，56岁，汉族，就诊时间：2014年1月20日。

【病案】双手关节肿痛，屈伸不利，每遇风寒加重，伴晨僵，纳可，舌淡红，苔白腻，脉细滑。

【辨证】双手关节肿痛，屈伸不利，每遇风寒加重，伴晨僵，舌淡红，苔白腻，脉细滑，中医辨证属"风寒湿痹"。风、寒、湿三邪杂至，痹阻经脉，致脉络瘀阻，不通则痛，故双手关节肿痛，每遇风寒加重；寒主收引，寒邪凝滞筋脉，则有晨僵；舌淡红，苔白腻，脉细滑，亦为湿浊内蕴之象。四诊合参，中医辨证属"风寒湿痹"，病位在双手关节，病性以邪实为主。

【治法】祛风除湿，温经散寒，活血通痹。

【方药】以乌头汤加减化裁。

| | | |
|---|---|---|
| 黄芪50g | 白芍30g | 制川乌（先煎）6g |
| 细辛6g | 桂枝10g | 鸡血藤20g |
| 忍冬藤20g | 生地黄16g | 威灵仙30g |
| 秦艽16g | 防风10g | 羌、独活各10g |
| 当归16g | 川芎20g | 淫羊藿16g |
| 甘草10g | 木瓜16g | 伸筋草16g |
| 全虫5g | 蜈蚣4条 | |

七剂，水煎服，日一剂，早晚分两次餐后温服。

【复诊时间】2014年1月27日。

患者服上方后双手关节肿痛、屈伸不利、晨僵明显减轻，舌淡红，苔白微腻，脉细滑，中医辨证仍属"风寒湿痹"，上方去生地黄，蜈蚣量减为2条，加薏苡仁30g，继服十剂，以巩固疗效。

【小结】痹证的主要病机为风、寒、湿痹阻经脉，故治疗大法为祛风散寒，活血除湿，通络蠲痹。本病案中医诊断属"痹证"范畴，中医辨证属"风寒湿痹"，治当祛风除湿，温经活血，通络除痹。此外本病案有较为显著的晨僵表现，王老认为晨僵的病机关键为：肝主筋脉，若肝血亏虚，筋失所养，治疗应养血柔肝，舒筋缓急。基于以上认识，王老在临证治疗晨僵时采用大剂量白芍（多用至30g），酸以柔筋，养血柔肝，同时多配伍何首乌、鸡血藤、木瓜等养血柔肝，柔筋舒筋，缓急除僵之品，以增强疗效。本病案治疗方药中即用较大剂量白芍，同时配伍鸡血藤、木瓜以养血柔肝，舒筋缓急治疗晨僵，取得了良好疗效。另外，痹证多病程日久，久病入络，经脉痹阻难除，非一般活血化瘀药可以取效，需加用虫类药，以搜风剔邪，除久积经脉之瘀血，方有良效。基于此种治疗痹证的用药原则，本病案加用全虫、蜈蚣等虫类药以破瘀剔邪，即为此种治疗理念的体现。

### 案4 痹证案

保××，女，40岁，汉族，就诊时间：2014年3月6日。

【病案】上肢关节疼痛，下肢发凉，汗出减少，纳可，二便调，每遇风寒则症状加重，舌淡红，边有齿痕，苔白微腻，脉沉细。

【辨证】上肢关节疼痛，下肢发凉，汗出减少，每遇风寒则症状加重，舌淡红，边有齿痕，苔白微腻，脉沉细，中医辨证属"风寒湿痹"。正气本虚，恰逢风寒湿邪杂至，侵袭肌表，深入筋络，痹阻经脉，则上肢关节疼痛；阳气不足，失于温养，则下肢发凉；阳气不足，无力鼓动津液，则汗出减少；舌淡红，边有齿痕，苔白微腻，脉沉细，亦为风寒湿痹阻，阳气不足之象。四诊合参，中医辨证属"风寒湿痹"，病位在关节、经络，病性虚实夹杂，本虚标实，风寒湿邪为标，阳气不足为本。

【治法】温经散寒，祛风除湿，活血通络。

**【方药】**自拟方。

| | | |
|---|---|---|
| 黄芪50g | 桂枝10g | 制附子（先煎）10g |
| 干姜10g | 肉桂6g | 忍冬藤20g |
| 威灵仙30g | 白芍30g | 细辛6g |
| 防风10g | 鸡血藤20g | 羌活13g |
| 独活13g | 秦艽16g | 桑寄生20g |
| 当归16g | 川芎30g | 补骨脂16g |
| 淫羊藿16g | 木瓜16g | 伸筋草16g |
| 全虫5g | 蜈蚣4条 | 甘草10g |

七剂，水煎服，日一剂，早晚分两次餐后温服。

**【复诊时间】**2014年3月13日。

患者服上方后上肢关节疼痛、下肢发凉、汗出减少较前明显减轻，舌淡红，边有齿痕，苔白微腻，脉沉细，中医辨证仍属"风寒湿痹"，上方蜈蚣量减为2条，继服十剂，以巩固疗效。

**【小结】**临床痹证辨证以"风寒湿痹"居多和常见，治疗宜温阳散寒，祛风除湿，活血通痹。本病案辨证亦为"风寒湿痹"，治疗亦当守常法治之，并无例外与不同之处。然王老认为痹证的病机根本为正气亏虚，正气已虚，则风、寒、湿三邪杂至，痹阻经脉而成。而正气不足，多为气血不足，或肝肾亏虚，因此王老治疗痹证除采用常法予温经通络，祛风除湿之外，特别重视扶助正气，补益气血，补肝益肾，以治本求本，则痹证可除。本病案在祛风除湿，温经散寒基础上，重用益气补血，补益肝肾之品，正是体现了王老上述治疗痹证的学术观点与用药经验，方中黄芪重用至50g，也体现了王老治疗痹证的用药特色。

### 案5 痹证案

马×××，女，41岁，撒拉族，就诊时间：2014年6月19日。

【病案】双手关节疼痛、肿胀，每遇风寒后加重，伴有晨僵，关节屈伸不利，纳可，二便尚调，舌淡红，苔薄白，脉细数。

【辨证】双手关节疼痛、肿胀，每遇风寒后加重，伴有晨僵，关节屈伸不利，舌淡红，苔薄白，脉细数，中医辨证属"风寒湿痹"。风寒湿痹阻，侵袭经脉，脉络痹阻，则双手关节疼痛、肿胀，每遇风寒后加重；风寒湿痹阻经脉，筋脉失养，则晨僵；舌淡红，苔薄白，脉细数，亦为正气不足，气血亏虚之象。四诊合参，中医辨证属"风寒湿痹"，病位在双手关节，病性以邪实为主。

【治法】祛风除湿，活血化瘀，散寒通痹。

【方药】以乌头汤加减化裁。

| | | |
|---|---|---|
| 黄芪60g | 桂枝10g | 桑枝30g |
| 白芍30g | 细辛6g | 鸡血藤20g |
| 忍冬藤20g | 海风藤16g | 威灵仙30g |
| 防风10g | 秦艽16g | 羌、独活各10g |
| 桑寄生16g | 乌梢蛇13g | 当归16g |
| 川芎30g | 淫羊藿16g | 木瓜16g |
| 伸筋草16g | 全虫5g | 蜈蚣4条 |
| 干姜10g | 甘草10g | 制川、草乌（先煎）各6g |

七剂，水煎服，日一剂，早晚分两次餐后温服。

【复诊时间】2014年6月26日。

患者服用上方后双手关节疼痛、肿胀、晨僵、关节屈伸不利较前明显减轻，舌淡红，苔薄白，脉细数，中医辨证仍属"风寒湿痹"，上方蜈蚣量减为2条，加透骨草15g，继服十剂，以增强疗效。

【小结】王老认为痹证中医辨证属"风寒湿痹"者，治疗自当祛风除湿，温经散寒，通络除痹。然多先有肝肾亏虚，正气不足，则风、寒、湿三邪方可乘虚而入痹阻经脉，发为痹证，正所谓"正气存内，邪不可干"。治疗除给予祛邪之外，同时需注意补益肝肾，扶助正气。本病案中医辨证属"风寒湿痹"，治疗除祛风除湿，温经通络外，同时加用黄芪、鸡血藤、淫羊藿、桑寄生以补益肝肾，益气养血，即为上述治疗理念的体现。

## 案6　痹证案

陈×，女，27岁，汉族，就诊时间：2014年7月15日。

【病案】双手关节疼痛、僵硬、屈伸不利，反复发作3个月，受凉后加重，伴肌肉酸痛，周身发凉，纳呆，嗳气，大便量少，干燥，每2～3天1次，舌淡红，苔薄白，脉沉细。

【辨证】双手关节疼痛、僵硬、屈伸不利，反复发作，受凉后加重，伴肌肉酸痛，周身发凉，舌淡红，苔薄白，脉沉细，中医辨证属"风寒湿痹"。风、寒、湿三邪杂至，痹阻经脉，脉络瘀阻，则双手关节疼痛、僵硬、屈伸不利，反复发作，受凉后加重，伴肌肉酸痛；阳气不足，则周身发凉。四诊合参，中医辨证属"风寒湿痹"，病位在双手关节，病性虚实夹杂，本虚标实，风寒湿邪为标，气血亏虚为本。

【治法】温经散寒，祛风除湿，通络除痹。

【方药】自拟方。

| | | |
|---|---|---|
| 桂枝10g | 黄芪30g | 制川、草乌（先煎）各6g |
| 白芍30g | 防风10g | 羌活13g |
| 独活13g | 秦艽13g | 细辛6g |
| 威灵仙30g | 忍冬藤20g | 生薏苡仁20g |
| 苍术13g | 当归16g | 川芎20g |
| 木瓜16g | 伸筋草16g | 旋覆花（包煎）10g |
| 代赭石16g | 降香6g | 沉香粉（冲服）3g |
| 蜈蚣4条 | 吴茱萸6g | 干姜10g |
| 甘草10g | | |

七剂，水煎服，日一剂，早晚分两次餐后温服。

【复诊时间】2014年7月22日。

患者服上方后自诉双手关节疼痛、僵硬、屈伸不利、肌肉酸痛、周身发凉较用药前均明显减轻，嗳气消失，纳食增加，大便调畅，舌淡红，苔薄白，脉沉细，中医辨证仍属"风寒湿痹"，上方去沉香粉、降香、苍术，加桑寄生15g，继服十剂，以巩固疗效。

【小结】本病案中医辨证属"风寒湿痹"，病性虚实夹杂，本虚标实，以温经散寒，活血通络，祛风除湿以制其标，方中黄芪、当归益气养血以治其本，且黄芪用量较大，以益气扶正。患者双手关节僵硬、屈伸不利，王老认为其病机为：肝主筋脉，若肝血亏虚，则筋失濡养，治当养血柔肝，舒筋缓急，以治其僵硬不舒。本病案重用白芍30g，即取其养阴柔肝，酸以缓急之用，以治疗关节僵硬、屈伸不利，体现了王老治疗痹证的用药经验与学术思想。

### 案7　痹证案

王××，男，35岁，就诊时间：2015年3月26日。

【病案】双踝、双膝、双腕关节疼痛，遇寒加重，伴晨僵，畏寒，汗出，五心烦热，二便调，舌暗淡，胖大，边有齿痕，中间有裂纹，苔黄腻，脉沉细。

【辨证】双踝、双膝、双腕关节疼痛，遇寒加重，伴晨僵，畏寒，汗出，舌暗淡，胖大，边有齿痕，苔腻，脉沉细，中医辨证属"风寒湿痹"。风、寒、湿三邪杂至，痹阻经脉，不通则痛，故四肢关节疼痛，遇寒加重；经脉瘀阻，筋失所养，则晨僵；禀赋不足，阳气亏虚，则畏寒；卫表不固，则汗出；舌暗淡，胖大，边有齿痕，苔腻，脉沉细，亦为风寒湿痹阻之象。四诊合参，中医辨证属"风寒湿痹"，病位在四肢关节，病性虚实夹杂，本虚标实，阳气亏虚，气血不足为本，风寒湿痹阻为标。

【治法】祛寒除湿，温经通络，通痹止痛。

【方药】自拟方。

| 生薏苡仁20g | 黄柏10g | 川草薢16g |
| 苍术13g | 黄芪40g | 制川、草乌（先煎）6g |
| 桔梗10g | 白芍30g | 细辛6g |
| 防风10g | 羌活10g | 独活10g |
| 秦艽16g | 威灵仙30g | 当归16g |
| 川芎30g | 淫羊藿16g | 木瓜16g |

| 伸筋草16g | 蜈蚣4条 | 干姜10g |
| 乌梢蛇13g | 甘草10g | |

七剂，水煎服，日一剂，早晚分两次餐后温服。

**【复诊时间】**2015年4月2日。

患者服用上方后双踝、双膝、双腕关节疼痛，晨僵，畏寒，汗出均明显减轻，舌暗淡，胖大，边有齿痕，苔腻，脉沉细，中医辨证仍属"风寒湿痹"，上方去黄柏，加桑寄生15g，继服十剂，以巩固疗效。

**【小结】**痹证中医辨证属"风寒湿痹"者治疗当祛风除湿，活血通络，温经散寒。然痹证多以"肝肾亏虚，气血不足"为发病之本，因"邪之所凑，其气必虚"之故也。治疗在祛风除湿，温经通络之同时，必扶助正气，补益肝肾，益气养血，则正气得助，邪气易祛，疾病易复。本病案中医辨证属"风寒湿痹"，中医治疗同样遵循上述治疗原则，在祛风除湿，活血通络，温阳散寒之时，强调补虚扶正，益气养血，补益肝肾之法的应用，以治病求本。

## 案8  痹证案

周××，女，38岁，汉族，就诊时间：2018年9月21日。

**【病案】**6年前始发四肢关节肿胀疼痛，以双手、双腕关节为甚，每遇风寒加重，伴晨僵，双手指关节变形，屈伸不利，影响工作生活。近日因双手受凉致四肢关节疼痛加重，剧烈难忍，关节肿胀，屈伸不利，伴有晨僵，畏寒，大便稀溏，每日1～2次，饮食可，因四肢关节疼痛而影响睡眠，舌淡，苔白腻，脉弦紧。

【**辨证**】四肢关节肿胀疼痛，以双手、双腕关节为甚，每遇风寒加重，伴晨僵，双手指关节变形，屈伸不利，大便稀溏，舌淡，苔白腻，脉弦紧，中医辨证属"风寒湿痹，兼有肝肾亏虚"。风、寒、湿三邪杂至，痹阻经脉，瘀血阻络，不通则痛，故四肢关节红肿疼痛；寒性凝滞，主收引，感受风寒后，气血凝滞，经脉痹阻益甚，故四肢关节疼痛加重；肝为罢极之本，藏血主筋，肝血亏虚，筋失濡养，则四肢关节晨僵、屈伸不利；痹证日久，肾阳亏虚，则畏寒；患者正气亏虚，脾胃虚弱，运化无权，水湿不化，走于肠间，则大便稀溏；舌淡，苔白腻，脉弦紧，亦为风寒湿痹阻，气血亏虚之象。四诊合参，中医辨证属"风寒湿痹，兼有肝肾亏虚"，病位在四肢关节、肝、肾，病性本虚标实。

【**治法**】祛风除湿，散寒通痹，活血止痛，兼以温肾，益气，养血。

【**方药**】以独活寄生汤加减化裁。

| | | |
|---|---|---|
| 独活10g | 桑寄生15g | 秦艽10g |
| 当归10g | 川芎20g | 白芍20g |
| 桂枝10g | 细辛6g | 鸡血藤20g |
| 忍冬藤20g | 海风藤10g | 木瓜20g |
| 伸筋草15g | 淫羊藿15g | 巴戟天15g |
| 葫芦巴15g | 仙茅15g | 乌梢蛇12g |
| 全蝎5g | 干姜10g | 黄芪20g |
| 甘草6g | | |

七剂，水煎服，日一剂，早晚分两次餐后温服。

【**复诊时间**】2018年9月28日。

患者服上药后四肢关节肿胀疼痛、晨僵、屈伸不利明显减轻，大便稀溏好转，舌淡，舌苔渐退，脉弦紧，中医辨证仍属"风寒湿痹，兼有肝肾亏虚"，上方去干姜，加路路通15g，川乌6g，继予十剂，以巩固疗效。

【小结】痹证发作期以治标为主，予祛风除湿，散寒通络；缓解期兼顾补益肝肾，益气养血，扶助正气。王老治疗痹证谨遵以上大法，随证辨治，灵活用药，取得显著疗效。在治标同时，必用补益肝肾，温补肾阳，益气养血，养肝柔筋，补益正气之法，以标本兼顾，祛邪而不忘扶正，多用诸如本案用到的仙茅、淫羊藿、巴戟天、葫芦巴、当归、鸡血藤、黄芪等温阳补益之品。在此需特别提及王老治疗痹证晨僵的用药经验：王老认为肝为罢极之本，肝以血为用，藏血主筋，肝血亏虚，筋失濡养，筋脉拘急，则四肢关节晨僵、屈伸不利，故王老擅用濡养肝血，养血柔筋，酸甘缓急，活血通络之品治疗晨僵，临证必用白芍、甘草，以酸甘缓急，濡养筋脉，养肝柔筋；用川芎活血通络，用量往往较大，多用至20～30g，以上三味药合用治疗晨僵可取得显著疗效，临床颇有效验。

# 第五节　根于理论，重在实践，<br>不囿常法，不拘一格

全国名中医王常绮，为全国第四批、第五批及第七批老中医药专家学术经验继承工作指导老师，悬壶济世六十载，治疗内科杂病，颇有心得，疗效卓著。现将王老治疗内科杂病的学术思想及临床经验总结如下，以与同道共飨。

## 一、滋阴养血，活络柔筋治"晨僵"

类风湿性关节炎属中医"痹证"范畴，临床患者备受"晨僵"之苦，表现为晨起四肢关节僵硬不舒，尤以双手关节为甚，关节需缓缓活动方可慢慢屈伸，王老擅治"痹证"，经验丰富，疗效显著，对治疗和缓解"晨僵"自有妙法。王老认为引发"晨僵"的病机关键在于：肝主筋脉，若肝血亏虚，筋失所养，失于柔润，则晨起关节蜷缩难伸。基于以上认识，王老采用滋补肝血，养血柔筋，活血通络之法治疗"晨僵"，多可获取良效。在临证治疗"晨僵"时王老擅用血肉有情之品，如制龟板胶、鹿角胶等，且用量较大，以滋阴养血，养肝柔筋，舒缓晨僵，消除病痛，疗效颇佳，同时多配伍白芍、制何首乌、鸡血藤、木瓜等养血柔肝，舒筋缓急之品，以增强疗效，相辅相成。

## 二、开膈化痰治反流性食管炎

反流性食管炎属中医"食管疸"范畴，其主要病机为肝气郁滞，肝胃郁热，胃失和降，以泛酸、烧心、胸骨后疼痛为主要临床表现。王老认为反流性食管炎的病机要点除上述提及之处外，尚有痰浊瘀血阻滞胸膈，因此部分患者可有胸骨哽噎阻滞塞之感。痰浊瘀血阻滞食道，气机郁滞，或久病损伤津血，津枯血燥，食道失于濡润，故感胸骨后哽噎不舒。基于上述理论认识，王老采用开膈降逆，祛瘀化痰，理气止痛之法治疗反流性食管炎，取得了满意疗效。因反流性食管炎病机基础为肝胃气滞，肝胃郁热，胃失和降，故王老治疗反流性食管炎除注重开膈降逆，化痰祛瘀外，也以疏肝和胃，理气降逆，清热制酸为治疗基础，临床用药以四逆散、左金丸为底方，加用开膈降逆，理气化痰，化瘀通络之品，其常用的经验方如下：柴胡10g，白芍20g，枳壳12g，厚朴10g，郁金20g，延胡索20g，法半夏10g，制胆南星10g，川贝母10g，陈皮10g，香附12g，川楝子10g，砂仁10g，三七粉（冲服）3g，丹参20g，莪术12g，黄连12g，竹茹10g，吴茱萸6g，沙参15g，麦冬15g，石斛15g，旋覆花（包煎）10g，代赭石15g，鸡内金15g。并随证加减，方中化痰散结以川贝母效佳，但价格相对较贵，可以大贝母代用。伴有嗳气者多加用紫苏梗10g，降香6g以降逆除噫。方中旋覆花、代赭石有降逆，开膈，化痰之效，用于治疗反流性食管炎颇为适宜。

## 三、补益心气，益气敛汗治汗证

汗证的病因病机主要为肺卫不固，营卫不和，阴虚火旺，邪热郁蒸，但王老依据多年临床经验认为汗证的病因病机除上述要点外，还涉及心气亏虚，指出汗为心之液，若心气亏虚，则无以固摄津液，津液外泄，遂生汗证。另外气虚难以固摄津液，亦易致汗证，因此王老也十分重视气虚不固在汗证发病过程中所起到的重要作用，认为气虚是汗证发病的病机关键。鉴于此，王老采用补益心气，益气敛汗之法治疗汗证取得了较为显著的疗效，用于治疗自汗、盗汗均可奏效。在辨证论治的基础上，王老多加用以下药物治疗汗证，疗效颇捷：炒酸枣仁20g，浮小麦30～40g，煅牡蛎（先煎）30g，山萸肉20～30g，白芍20g，五味子12g，黄芪30g。若为盗汗王老多加用以下药物：沙参16g，麦冬16g，生地黄16g，熟地黄16g，玄参16g，枸杞子16g。其中酸枣仁补益心气以止汗，为必用之品；山萸肉补益肝肾，固涩止汗；白芍味酸收涩，敛阴止汗；浮小麦益气，除热，止汗；煅牡蛎收敛固涩以止汗；黄芪、五味子益气收敛止汗；山萸肉，白芍，五味子均味酸，酸能收涩，故选用这些酸味药用于治疗汗证十分恰当。

## 四、清热解毒，凉血活血治痤疮

依据多年治疗痤疮的临床经验王老认为痤疮的病因病机为：平素嗜食辛辣肥甘，久则积热内蕴，热郁化毒，致热毒内蕴，或热与湿互结而湿热内蕴，恰又外遇风寒，闭郁腠理、玄府，热毒、湿热郁结玄府，不得发越而发为痤疮。基于上述对痤疮病因病机的认识，王老从热毒、湿热拂郁入手，以清热解毒，配伍活血凉血，化瘀通络之法治疗痤疮取得了良好疗效。因痤疮多发于面部，其次为背部及前胸，其发病部位总属人体上部，谨遵"火郁发之"及"其高者，因而越之"的治疗原则，王老在治疗痤疮时必加用升散发越，升阳散火之品，如酌情选用蝉衣、木贼草、荆芥、防风、桂枝等，以因势利导，发散祛除人体在上之热毒而平愈痤疮。王老常采用如下经验方治疗痤疮：生地黄10～20g，赤芍10～30g，丹参16g，麦冬16g，玄参16g，黄连10g，黄芩10g，大青叶16g，木贼草16g，莲子心3g，通草3g，水牛角16g，桃仁16g，牛膝16g，牡丹皮13g，王不留行16g，生薏苡仁16g，黄柏10g，白鲜皮13g等，并酌情选用蝉衣、荆芥、防风、桂枝等其中2～3味升散之品，随证加减，灵活化裁，并嘱患者忌辛辣及肥甘厚味。

## 五、滋肾软坚，滋阴降火治强中

虽然临床强中病较为少见，但王老治疗该病亦了然于心，认为本病多属阴虚，系水亏于下，相火炽盛之候，采用滋肾软坚，滋阴降火，清热凉血之法治疗强中病获得较为满意疗效。其常用方药如下：制龟板16g，制鳖甲16g，丹参20g，赤芍30g，生地黄20g，牡丹皮13g，玄参13g，银柴胡10g，泽兰16g，王不留行16g，山药16g，山萸肉20g，生薏苡仁20g，甘草6g。该方补中有泻，滋而不腻，颇为稳妥。

## 六、清热利胆，行气破气，活血通络治胆结石

王老认为胆结石的病因病机为：肝胆湿热，气机阻滞，痰浊瘀血郁结胆腑，因此王老在治疗胆结石时常常采用清热利胆，理气止痛之法，必用金钱草、海金沙、鸡内金、郁金。另外王老强调在上述治疗方法的基础上需加用行气破气，活血通络之品治疗胆结石方能取得更加良好的疗效，临证用药多选用厚朴、木香、三七粉等。威灵仙能治诸骨鲠咽，王老常常借用威灵仙这一功效用于治疗胆结石，对治疗胆结石具有一定作用及价值。

## 七、擅用当归六黄汤治便秘

王老认为便秘的病因病机多为气血亏虚，血虚津亏，肠道燥热，失于濡润，临床治疗便秘常采用滋阴降火，养血生津，增液行舟，降气通腑之法。当归六黄汤具有滋阴泻火，固表止汗之功，常常用于治疗阴虚有火，发热盗汗之证。王老独具

匠心运用当归六黄汤加减化裁以滋阴泻火，益气养血，清泻燥热，理气通降，润肠通便用于治疗便秘取得良效。在临证时多采用以下方药治疗便秘：当归15g，黄芪30g，生、熟地黄各20g，黄连10g，黄芩10g，厚朴10g，瓜蒌10～15g，制何首乌20g，白芍30g，白术30g，莱菔子15g，槟榔15g，沙参15g。

## 八、回阳救逆，益气温阳治慢性心衰

慢性心衰病情进行性加重可出现难以救治的危重症候，临床表现为脉搏细数，四末不温，少尿甚至无尿，双下肢水肿，甚或出现腹水而致腹部膨隆，腹胀如鼓，血压降低，夜间尤甚，应用西药升压药而难以回升，证属中医元阳虚脱，虚阳浮越之"脱证"范畴，为临床危证，需紧急救治，否则患者生命难以挽留。王老在面临这一临床危证时果断采用温阳重剂参附汤加味煎汤频服以回阳救逆，益气固脱，温阳利水，逆流挽舟，扶大厦于将倾，而收到神奇效果。临证具体用药如下：红丽参30g，附片（先煎）15～20g，并加入茯苓皮、冬瓜皮、车前子、泽泻、猪苓、炒白术、桂枝等以温阳利水，消肿除胀，减轻心衰，其中炒白术重用至30～50g。此外需要提及的一点是王老在上述方药中特别加入一味琥珀粉3g冲服以镇静安神，通利小便，妙笔生花，乃神来之笔，为王老治疗慢性心衰的经验用药，起到不凡之效，用于治疗慢性心衰颇为恰当。《名医别录》有琥珀能"安五脏，定魂魄，……消瘀血，通五淋"的记载，可视为王老在治疗慢性心衰出现水肿少尿时应用琥珀的理论来源。王老这些治疗慢性心衰的临床经验值得在临证治疗时细心体会学习。

除上述所论及的内容外，王老还有许多其他治疗内科杂病的临床经验值得我们加以继承学习和认真体会，如王老认为"怪病多由痰作祟"，在临床治疗语言含糊不清，言语混乱，语无伦次时，重用化痰法选用礞石滚痰丸治疗取得了良好疗效。又如王老在临床治疗"舌硬"症时想到白芍具有养血柔肝，缓急解痉的功效，又想到肾经系舌本，而细辛入肾经，由此选用白芍、细辛治疗"舌硬"症收到了满意疗效。

## 九、病案集萃

### 案1　梅核气案

史××，男，52岁，汉族，就诊时间：2013年5月20日。

【病案】咽部哽噎感反复发作3月余，病因生气所致，此后每因情志不畅而易于加重或诱发，咯痰色白而黏，伴咽干，胃脘部疼痛，便干难行，纳食尚可，舌淡红，有裂纹，苔薄白，脉弦滑。

【辨证】生气后始发咽部哽噎感，每于情志不畅时易于加重或诱发，伴痰多色白，咽干，舌淡红，有裂纹，苔薄白，脉弦滑，中医辨证属"痰气互结，肝郁气滞，兼有津亏血燥"。痰气互结，气机不畅，阻于咽部，则自觉咽部哽噎感；脾失健运，水湿不化，痰浊内蕴，故痰多色白；津亏血燥，上则咽失濡润而咽干，下则肠失濡润而便干；痰湿中阻，气机阻滞，则胃脘部疼痛；舌淡红，有裂纹，苔薄白，脉弦滑，亦为痰气互结，肝有气滞，兼有津亏血燥之象。四诊合参，中医辨证属"痰气互结，肝郁气滞，兼有津亏血燥"，病位在肝、脾、胃，病性虚实夹杂，本虚标实，津亏血燥为本，痰气互结为标。

【治法】化痰理气，疏肝解郁，兼以养阴润燥。

【方药】以四逆散合半夏厚朴汤加减化裁。

| | | |
|---|---|---|
| 柴胡10g | 白芍20g | 青、陈皮各10g |
| 枳实13g | 郁金20g | 延胡索20g |
| 厚朴10g | 香附13g | 砂仁10g |
| 法半夏10g | 代赭石16g | 旋覆花（包煎）10g |
| 降香6g | 莱菔子16g | 制胆南星16g |
| 大贝母16g | 紫苏梗10g | 甘松10g |
| 瓜蒌16g | 槟榔16g | 沙参10g |
| 麦冬10g | | |

七剂，水煎服，日一剂，早晚分两次餐后温服。

【小结】梅核气中医辨证类型有痰气互结型、肝郁气滞型、气滞血瘀型、津血亏虚型等，而以痰气互结型最为多见，每因情志不畅而致症状诱发或加重为此型梅核气的临床特点。本例病例中医辨证属"痰气互结，肝郁气滞，兼有津亏血燥"，治当化痰理气，疏肝解郁，和降气机，其中以化痰理气为主，方药以半夏厚朴汤合用四逆散或柴胡疏肝散加减化裁，颇切病机。王老在上述治疗的基础上格外注重化痰散结药物的运用，如选用制胆南星、大贝母、瓜蒌等，收效颇捷。另外，考虑到化痰理气药多易温燥伤阴，而梅核气又多参有"津亏血虚，咽失濡润"之病机因素，因此在治疗梅核气时，应适当加入养阴润燥之品，一则防化痰理气药温燥伤阴，并进一步损伤津血，耗伤正气；二则滋阴养血，生津润燥以治其本，标本兼治，考虑周全，用药恰当，不失偏颇。

### 案2　梅核气案

甘××，女，39岁，汉族，就诊时间：2014年2月27日。

【病案】因悲伤致咽部哽噎感，吞之不下，吐之不出，无泛酸、烧心，无胃脘部疼痛，纳可，二便调，舌淡红，苔薄白，脉弦细。

【辨证】因悲伤致咽部哽噎感，吞之不下，吐之不出，舌淡红，苔薄白，脉弦细，中医辨证属"肝郁气滞，痰气互结"。肝郁气滞，津液不布，痰气互结于咽部，则自觉咽部哽噎感，吞之不下，吐之不出；舌淡红，苔薄白，脉弦细，亦为肝气郁滞之象。四诊合参，中医辨证属"痰气互结，肝郁气滞"，病位在肝，病性以邪实为主。

【治法】化痰理气，疏肝解郁。

【方药】以半夏厚朴汤合四逆散加减化裁。

| | | |
|---|---|---|
| 柴胡10g | 白芍20g | 郁金20g |
| 丹参20g | 厚朴13g | 制胆南星10g |
| 法半夏10g | 砂仁10g | 大贝母16g |
| 枳实13g | 槟榔16g | 莱菔子16g |
| 当归13g | 降香6g | 旋覆花（包煎）10g |
| 代赭石13g | 佛手6g | 炙甘草6g |

七剂，水煎服，日一剂，早晚分两次餐后温服。

【小结】本病案中医诊断属梅核气范畴。梅核气中医辨证属"痰气互结"者居多。本病案中医辨证亦属"痰气互结，肝郁气滞"，化痰理气，疏肝解郁亦为常用之治，选用半夏厚朴汤合四逆散化裁治疗，正切病机。王老认为"梅核气"之病机除痰气互结，肝郁气滞之因外，尚有痰气瘀血结于咽、膈、胸部之因素存在，基于此认识，治疗梅核气除化痰理气外，还需化痰散结，启膈降气，活血通络，通降腑气，方中加用大贝母、枳实、槟榔、莱菔子、当归、旋覆花、代赭石、降香、佛手正是此种治疗之法。

### 案3 梅核气案

张××，女，38岁，就诊时间：2015年4月8日。

【病案】咽部哽噎感，反复发作1年余，每于情志不畅时复发或加重，伴痰多，色白，质黏，胃脘胀满，舌淡红，苔薄白而润，脉弦细。

【辨证】咽部哽噎感，反复发作，每于情志不畅时复发或加重，伴痰多，色白，质黏，胃脘胀满，舌淡红，苔薄白而润，脉弦细，中医辨证属"痰气互结"。痰气互结，气机郁闭，肝失疏泄，则自觉咽部哽噎感，每于情志不畅时复发或加重；脾虚湿蕴，湿聚成痰，故痰多，色白，质黏；痰湿中阻，气机阻滞，升降失司，故胃脘部胀满；舌淡红，苔薄白而润，脉弦细，亦为痰气互结之象。四诊合参，中医辨证属"痰气互结"，病位在肝、脾、胃，病性虚实夹杂，本虚标实，脾虚为本，痰凝气滞为标。

【治法】化痰理气，开郁散结。

【方药】以半夏厚朴汤加减化裁。

| | | |
|---|---|---|
| 法半夏10g | 厚朴10g | 紫苏叶10g |
| 制胆南星10g | 大贝母10g | 莱菔子16g |
| 代赭石13g | 降香6g | 冬瓜子16g |

| 杏仁10g | 柴胡10g | 旋覆花（包煎）10g |
|---------|---------|------------------|
| 枳壳13g | 木香10g | 干姜6g |
| 黄连3g | 桂枝6g | 吴茱萸3g |
| 甘草3g | | |

七剂，水煎服，日一剂，早晚分两次餐后温服。

【复诊时间】2015年4月15日。

患者服上药后咽部哽噎感、痰多、胃脘胀满明显减轻，舌淡红，苔薄白而润，脉弦细，中医辨证仍为"痰气互结"，上方去杏仁、吴茱萸，加炒白芍10g，茯苓10g，川芎10g，合欢花10g，继予七剂，以巩固疗效。

【小结】梅核气中医辨证属"痰气互结"者较为多见，本病案中医诊断即为梅核气，中医辨证属"痰气互结"，治疗予化痰行气，开郁散结，当属常法。然肺主一身之气，气行则湿化。因此，王老于本病案治疗用药时，在化痰理气的同时，注重加强理气散结之力，加用杏仁、冬瓜子即为此意；又肺与大肠相表里，故加入莱菔子，共奏宣肺理气之功；痰湿内结，气机郁闭，故用半夏散作汤服，以辛散开郁，理气通闭。以上治疗用药均为王老治疗梅核气的独到之处，需加注意体会。

### 案4　梅核气案

王×，男，48岁，汉族，就诊时间：2014年10月20日。

【病案】咽部哽噎感，自觉胸部有气窜动，每于情绪不佳时上症加重，纳可，二便尚调，夜眠好，舌淡红，苔薄白水滑，脉细滑。

【辨证】咽部哽噎感，自觉胸部有气窜动，每于情绪不

佳时上症加重，舌淡红，苔薄白水滑，脉细滑，中医辨证属
"痰气互结"。肝郁气滞，痰气互结，气机阻滞，痰浊结于咽
部，则自觉咽部哽噎感，胸部有气窜动；舌淡红，苔薄白，水
滑，脉细滑，亦为痰浊内蕴之象。四诊合参，中医辨证属"痰
气互结"，病位在肝，病性以邪实为主。

【治法】化痰降气，疏肝理气。

【方药】自拟方。

| | | |
|---|---|---|
| 清半夏10g | 代赭石16g | 旋覆花（包煎）10g |
| 降香6g | 制胆星10g | 川贝母10g |
| 苏子16g | 厚朴花10g | 丹参10g |
| 广木香3g | 柿蒂10g | 沉香粉（冲服）3g |
| 瓜蒌13g | 枳壳13g | 甘草6g |

七剂，水煎服，日一剂，早晚分两次餐后温服。

【复诊时间】2014年10月27日。

患者服上方后咽部哽噎感、胸部有气窜动感明显减轻，舌
淡红，苔薄白，水滑，脉细滑，中医辨证仍属"痰气互结"，
上方去胆南星，加紫苏叶10g，郁金10g，香附10g，茯苓10g，
合欢花10g，继予七剂，以进一步增强疗效。

【小结】本病案以咽部哽噎感为主症，中医诊断属梅核气
范畴，伴有胸部有气窜动感，每于情绪不佳时上症加重，舌淡
红，苔薄白水滑，脉细滑，中医辨证属"痰气互结"，治疗当
化痰理气。气机不畅，挟痰浊上逆于咽部，故感咽部哽噎感，
治疗除注重化痰降浊外，当降逆理气。本病例加用大量理气降
逆之剂，其意便在于此，方可取得良效。

案5　痤疮案

韦××，女，31岁，就诊时间：2013年5月20日。

【病案】面部痤疮，反复发作，疮面略红而无脓，稍感疼痛，不觉瘙痒，月经色黑量少，纳食尚可，二便调畅，舌质暗，苔薄白，脉沉细。

【辨证】面部痤疮，疮面略红，稍感疼痛，月经色黑量少，舌质暗，苔薄白，脉沉细，中医辨证属"热毒内蕴，瘀血阻络"。热毒内蕴，郁结玄府，不得发越，故面部痤疮，反复发作，疮面略红，稍感疼痛；瘀血阻络，气机阻滞，则月经色黑量少；舌质暗，亦为瘀血阻络之象。四诊合参，中医辨证属"热毒内蕴，瘀血阻络"，病位在皮肤、毛窍，病性以邪实为主。

【治法】清热解毒，凉血活血，化湿降浊。

【方药】自拟方。

| | | |
|---|---|---|
| 生地黄16g | 牡丹皮13g | 黄连10g |
| 黄芩10g | 大青叶16g | 木贼草16g |
| 赤芍30g | 怀牛膝16g | 生薏苡仁20g |
| 白芷10g | 水牛角13g | 红花13g |
| 桃仁16g | 王不留行16g | 桂枝3g |
| 泽泻16g | 甘草6g | |

七剂，水煎服，日一剂，早晚分两次餐后温服。

【复诊时间】2013年5月27日。

患者服上方后面部痤疮、疼痛消失，舌质暗，苔薄白，脉沉细，中医辨证仍属"热毒内蕴，瘀血阻络"，上方去黄芩、黄连量减为6g，加干姜3g，继服六剂，以善其后。

【小结】热毒内蕴，郁结玄府，不得发越，遂生痤疮，治宜清热解毒，活血凉血，化湿降浊。痤疮多发于面部及背部，遵循"其高者，因而越之""火郁发之"的治疗原则，治疗痤疮时应在清热解毒的基础上加入升散之品，以升散热毒，祛邪外出。方中生地黄、牡丹皮、赤芍、水牛角、红花、桃仁、王不留行活血凉血，兼以清热；黄连、黄芩、大青叶清热解毒；木贼草、白芷、桂枝升阳散火；怀牛膝、生薏苡仁、泽泻化湿利水，活血；诸药合用共奏清热解毒，凉血活血，化湿降浊之效。

### 案6　口疮案

郭××，男，28岁，就诊时间：2013年8月26日。

【病案】口腔溃疡反复发作，疮面色红，痛不可忍，进食辛辣则易于复发，伴梦多，遗精，大便略干，每日一行，纳可，舌淡红，苔薄黄，脉滑。

【辨证】口腔溃疡反复发作，疮面色红疼痛，进食辛辣则易于复发，伴梦多，遗精，大便略干，舌淡红，苔薄黄，脉滑，中医辨证属"胃火内炽，肾阴亏虚"。胃火炽盛，火热上炎，循经上扰，热盛肉腐，则口中生疮，疮面色红，触之痛不可忍；肾阴亏虚，水不涵木，相火妄动，热扰精室，则遗精；阴虚火旺，心神被扰，则梦多；热盛津亏，肠道失于濡润，则大便干燥；舌淡红，苔薄黄，亦为胃火内炽之象。四诊合参，中医辨证属"胃火内炽，肾阴亏虚"，病位在胃、肾，病性虚实夹杂，本虚标实，肾虚为本，胃火为标。

【治法】清胃泻火，滋阴降火，生肌敛疮。

【方药】以清胃散合玉女煎加减化裁。

| | | |
|---|---|---|
| 生地黄20g | 当归13g | 黄连10g |
| 升麻10g | 牡丹皮13g | 麦冬16g |
| 竹叶13g | 连翘16g | 知母13g |
| 玄参13g | 乌梅16g | 生薏苡仁20g |
| 甘草10g | 赤芍30g | 生石膏（先煎）20g |
| 桃仁16g | 红花16g | |

六剂，水煎服，日一剂，早晚分两次餐后温服。

【小结】胃火炽于上，肾水亏于下，热盛阴虚相因为病，而以胃热为主，胃火炽盛，火热上炎，循经上扰，热盛肉腐，则口舌生疮，反复发作，治以清胃泻火为主，佐以滋阴降火，补肾敛疮，方中黄连、竹叶、连翘、生石膏清胃泻火，清心降火，引火从小便下行而出；生地黄、当归、牡丹皮、赤芍、桃仁、红花清胃泻火，凉血活血；知母、玄参、麦冬滋阴清热；升麻升散浮火；生薏苡仁化湿，以防滋阴清热药苦寒滋腻碍胃；乌梅味酸敛疮。诸药合用共奏清胃泻火，滋阴降火，生肌敛疮之功，此为标本两顾之法，以使热除阴存，变"有余"与"不足"而至平调向愈。

## 案7　口疮案

白×，女，26岁，就诊时间：2013年12月9日。

【病案】口腔溃疡反复发作，此起彼伏，每于工作紧张时易发，发则溃疡累累不绝，遍布口舌，疮面红肿，触之痛不可忍，伴口渴喜饮，口气臭秽，大便干结，数日一行，小便短赤，舌红，苔薄白，脉沉细略数。

【辨证】口腔溃疡反复发作，此起彼伏，每于工作紧张时易发，发则溃疡遍布口舌，疮面红肿，触之痛不可忍，伴口渴喜饮，口气臭秽，大便干结，小便短赤，舌红，苔薄白，脉沉细略数，中医辨证属"心胃火炽"。饮食不节，恣食辛辣肥甘，久则生热化火，热蕴心胃，火热炽盛，上炎口舌，血败肉腐，则口疮频发；心胃火炽，火性上炎，熏蒸于口，血败肉腐，则口疮时发；火热熏灼，则疮面红肿，痛不可忍；胃火炽盛，灼伤津液，津亏液涸，失于濡润，则口渴喜饮，口臭便秘；心火移热于小肠，则小便短赤；舌红，苔薄白，脉沉细略数，亦为火热炽盛之象。四诊合参，中医诊断属口疮范畴，中医辨证属"心胃火炽"，病位在心、胃，病性以邪实为主。

【治法】清泻心胃，生津敛疮。

【方药】以清胃散合导赤散加减化裁。

| | | |
|---|---|---|
| 升麻10g | 黄连10g | 当归13g |
| 生地黄20g | 牡丹皮13g | 赤芍30g |
| 麦冬16g | 玄参13g | 桔梗10g |
| 莲子心3g | 通草3g | 连翘16g |
| 乌梅16g | 竹叶13g | 甘草10g |
| 桃仁16g | 红花13g | |

七剂，水煎服，日一剂，早晚分两次餐后温服。

【复诊时间】2013年12月16日。

患者服上药后口腔溃疡基本愈合，口渴喜饮、口气臭秽减轻，二便调畅，舌红，苔薄白，脉沉细略数，中医辨证属"心胃火炽"，上方去乌梅，加牡丹皮10g，继予七剂，以巩固疗效。

【小结】足阳明胃经绕唇入口中，心开窍于舌，若心胃火炽，火热上炎，熏蒸于口，血败肉腐，则口腔黏膜及舌上易于生疮，因此心胃火盛为口疮的主要病机，治宜清泻心胃之火，以敛口疮，火热得清，则口疮平复。此病案中医诊断属口疮范畴，辨证为"心胃火炽"，治以清泄心胃之火，方以清胃散合导赤散加减化裁，切合病机，则疾病可愈。方中黄连、当归、生地黄、牡丹皮清泻胃热；莲子心、通草、连翘、生地黄、竹叶清泻心火，导热下行；麦冬、玄参、桃仁、桔梗、生地黄养阴解毒，增液通便，导热外出；乌梅酸收敛疮。诸药合用共奏清火敛疮之效。

### 案8　口疮案

李××，男，49岁，汉族，就诊时间：2019年8月16日。

【病案】口腔溃疡反复发作近10年，好发于口腔黏膜或舌面，少则一处，多则两三处，疮面略有红肿或淡白，痛不可触，近日又发口腔溃疡两处，疮面略红肿，触之疼痛。平素食少，肌弱，乏力，便秘，声低懒言，小便调，无口干，无五心烦热，舌淡，苔白微腻，脉沉细。

【辨证】口腔溃疡反复发作，疮面略有红肿或淡白，痛不可触，平素食少，肌弱，乏力，便秘，声低懒言，舌淡，苔白微腻，脉沉细，中医辨证属"中气不足，阴火独亢，湿浊中阻"。中气不足，气虚不运，郁滞化火，阴火独亢，上蚀于口，则发为口疮，反复发作，缠绵难愈，痛不可触；中气不足，气血亏虚，则疮面略有红肿或淡白；中气不足，脾失健运，水谷不化，气血生化无源，肌肉失养，则食少、肌弱、乏力、声低懒言；脾气虚弱，不为胃行其津液，肠道失于濡润，则便秘；舌淡，苔白微腻，脉沉细，亦为中气不足，气血亏虚，湿浊中阻之象。纵观舌脉症，中医辨证属"中气不足，阴火独亢，湿浊中阻"，病位在中焦脾胃，病性虚实夹杂，本虚标实。

【治法】补中益气，化湿降浊，升阳散火。

【方药】以补中益气汤加减化裁。

| | | |
|---|---|---|
| 黄芪20g | 陈皮10g | 生白术20g |
| 炒党参15g | 当归10g | 升麻6g |
| 柴胡10g | 黄连6g | 葛根10g |
| 蔓荆子10g | 防风10g | 茯苓15g |
| 玄参10g | 甘草6g | |

七剂，水煎服，日一剂，早晚分两次餐后温服。

【复诊时间】2019年8月23日。

患者服用上剂后口腔溃疡一处愈合，另一处明显缩小，疼痛减轻，纳食增加，大便调畅，每日1～2次，舌淡，苔白微腻，脉沉细，中医辨证仍为"中气不足，阴火独亢，湿浊中阻"。上方黄连量减为3g，加砂仁6g，继服十剂，口腔溃疡痊愈。此后每周服用复诊时中药方五剂，连服1个月，口腔溃疡未再复发。

【小结】口疮中医辨证有虚实之分。实证以"脾胃积热"为主，治当清泻实热；虚证以"阴虚火旺"为主，治宜滋阴降火。以上口疮常见辨治之法自不待言。然亦有中气不足，气虚不运，郁滞化火，阴火独亢，灼蚀口舌黏膜而发为口疮者，治疗应补益中气，通达中路，引火归元，则口疮自愈。本例病例中医辨证即属"中气不足，阴火独亢，湿浊中阻"，王老临证采用补益中气，引火归元，升阳散火，生肌敛疮之法，以补中益气汤加减治疗取得满意疗效。本例病例初诊中药方中黄芪、陈皮、生白术、炒党参、茯苓健脾益气，补益中气，畅达中路，化湿降浊。血为气之母，气虚日久，营血亏虚，以当归养血和营，协党参、黄芪以补气养血。阴火独亢，上蚀于口，则加用少量清热之品黄连以清热泻火，又寓有"佐使"之意。中气不足，气虚不运，郁滞化火，阴火独亢，发为口疮，治疗时当于大剂甘温益气药中配以祛风升散之风药，其用意有四：其一，风药药性升散，可引脾胃清阳上升；其二，风药可解郁散邪；其三，风能散火，"火郁发之"，风药可升散郁火；其四，风能胜湿。方中加用升麻、柴胡、葛根、蔓荆子、防风用意即在于此。玄参清热生津，可防温燥之品伤津耗液。上述诸药合用共奏补中益气，升散郁火，引火归元，生肌敛疮之功，从而收取良效。通过此例口疮病案治疗可有如下体会与感悟：口疮中医治疗不可囿于"清热泻火"或"滋阴降火"之常规常法，若辨证不属"脾胃积热"或"阴虚火旺"，治疗妄用苦寒清热或寒凉滋阴之品，亦徒劳无益，反徒伤脾胃，病必难除。对于中气不足，阴火独亢而致口疮者，治疗自当补益脾气，升散郁火，引火归元，方可取效。若反用清热泻火或滋阴降火之法，则治法南辕北辙，背道而驰，难以奏效。

**案9　胁痛案**

李××，女，81岁，就诊时间：2013年12月16日。

【病案】右胁疼痛，伴后背胀满，口苦，心急，腰痛，纳食可，大便干燥，每日一行，舌质暗，苔腻微黄，脉弦细。腹部B超提示胆结石。

【辨证】右胁疼痛，伴后背胀满，口苦，心急，舌质暗，苔腻微黄，脉弦细，中医辨证属"肝胆湿热"。肝胆湿热，气机阻滞，不通则痛，故右胁疼痛，伴后背胀满；肝胆湿热，胆火上炎，则心急口苦；舌质暗，苔腻微黄，脉弦细，亦为湿热内蕴，气滞血瘀之象。四诊合参，中医诊断属胁痛范畴，中医辨证属"肝胆湿热"，病位在肝胆，病性以邪实为主。

【治法】清热利湿，疏肝理气。

【方药】自拟方。

| | | |
|---|---|---|
| 金钱草20g | 郁金20g | 海金沙20g |
| 鸡内金20g | 厚朴13g | 木香13g |
| 延胡索20g | 川楝子10g | 香附13g |
| 冬葵子16g | 威灵仙30g | 生薏苡仁20g |
| 山药16g | 党参16g | 白术16g |
| 茯苓16g | 莱菔子20g | 三七粉（冲服）5g |
| 茵陈16g | 甘草10g | |

七剂，水煎服，日一剂，早晚分两次餐后温服。

【小结】肝经布于胁肋之野，肝胆湿热内蕴，气机阻滞，则右胁疼痛，伴后背胀满，治疗当清泻肝胆湿热，疏肝理气，活血止痛。本病案中医辨证属"肝胆湿热"，依据中医辨证治疗宜清热利湿，活血理气，通络止痛。方中威灵仙擅治诸骨鲠咽，王老借用威灵仙这一功效用于治疗胆结石，常可取效。此外，王老治疗胆结石惯用三七粉以活血化瘀之痛而增强止痛之效。苦寒之品易伤脾胃，为防苦寒之品损伤脾胃，王老在使用清热利湿、苦寒清热之剂时常常配伍健脾益气，化湿和胃之品，以时刻体现"顾护正气，兼顾脾胃，防止伤正"的治疗理念与用药原则。

### 案10 腹胀案

陈××，女，40岁，汉族，就诊时间：2014年2月20日。

【病案】受凉及进食生冷后腹胀，傍晚及入夜后加重，无腹痛，无恶心、呕吐，无胃脘疼痛，无嗳气，无泛酸、烧心，纳可，夜眠欠佳，入睡困难，小便尚调，大便略溏，舌淡红，苔薄白，脉沉细。

【辨证】受凉及进食生冷后腹胀，傍晚及入夜后加重，无腹痛，无恶心呕吐，无胃脘疼痛，伴便溏，舌淡红，苔薄白，脉沉细，中医辨证属"脾胃虚寒"。脾胃虚寒，失于温煦，则自觉腹胀，入夜及傍晚，阳气虽生但未隆盛，而脾胃本有阳虚，两虚相逢，则傍晚及入夜后腹胀加重；脾胃虚弱，运化失健，水湿不化，清浊相混，下走肠间，则便溏；舌淡红，苔薄白，脉沉细，亦脾胃虚弱之象。四诊合参，中医辨证属"脾胃虚寒"，病性以正虚为主，病位在脾胃。

【治法】温中散寒，理气除胀。

【方药】以香砂六君子合理中汤加减化裁。

| | | |
|---|---|---|
| 炒党参20g | 炒白术20g | 茯苓16g |
| 枳壳13g | 木香10g | 陈皮10g |
| 法半夏10g | 砂仁10g | 大腹皮16g |
| 干姜10g | 吴茱萸6g | 莱菔子16g |

紫苏梗10g　　　　山药16g　　　　佛手10g

竹茹10g

七剂，水煎服，日一剂，早晚分两次餐后温服。

【复诊时间】2014年2月27日。

患者服上药后腹胀明显减轻，大便成形，舌淡红，苔薄白，脉沉细，中医辨证仍属"脾胃虚寒"，上方去莱菔子、竹茹，加炙黄芪20g，继服十剂，以巩固疗效。

【小结】脾胃虚寒，失于温煦，则感腹胀，傍晚及入夜后加重，治疗当健脾温中，理气除胀。以健脾温中为先，加用理气行气之品，则腹胀易除。本病案以腹胀为主要表现，辨证属"脾胃虚寒"，治疗依据辨证予温中散寒，理气除胀之法，正切中病机。此病案用药加入竹茹为以寒制热之法，以防温热之品伤阴耗液之弊。

### 案11　胃灼热案

张××，男，50岁，就诊时间：2015年7月23日。

【病案】感冒后出现胃脘部灼热，嗳气，便秘，夜间身热，盗汗，失眠，纳食可，舌尖红，少苔，脉沉细。

【辨证】胃脘部灼热，嗳气，便秘，夜间身热，盗汗，舌尖红，少苔，脉沉细，中医辨证属"胃阴亏虚，气机阻滞"。胃阴亏虚，失于濡养，胃气上逆，则胃脘灼热、嗳气；阴血亏虚，心神失养，故失眠；血虚肠燥，气机阻滞，大肠传导失司，则便秘；舌尖红，少苔，脉沉细，亦为胃阴亏虚之象。四诊合参，中医辨证属"胃阴亏虚，气机阻滞"，病位在胃、大肠，病性虚实夹杂，本虚标实，胃阴亏虚为本，胃热、气滞为标。

【**治法**】养阴清热，理气通便。

【**方药**】以沙参麦门冬汤合大柴胡汤加减化裁。

| | | |
|---|---|---|
| 沙参16g | 麦冬13g | 白芍16g |
| 柴胡10g | 枳实13g | 全瓜蒌16g |
| 槟榔16g | 莱菔子20g | 二丑6g |
| 决明子16g | 黄芩10g | 蒲公英16g |
| 重楼16g | 代赭石13g | 旋覆花（包煎）10g |
| 降香10g | 山药16g | 干姜10g |
| 丹参16g | | |

七剂，水煎服，日一剂，早晚分两次餐后温服。

【**小结**】王常绮老中医认为"胃阴亏虚"常有胃热之因，热灼阴伤，因此王老治疗"胃阴亏虚"型胃脘灼热常以养胃阴，清胃热为法，养阴与清胃并用。仅养阴则胃热不除，病因难去，重清热则又恐伤胃气。故王老治疗时以养阴生津为主，佐以清热，且清热药多选用诸如蒲公英、白花蛇舌草、重楼等药性平和之品，仅加用少量诸如黄连、黄芩等苦寒清热药，以防寒凉药久用伤胃，同时又加用如山药、茯苓等健脾益气之品，以时时顾护胃气，做到治病而不伤正，扶正而不留邪。

### 案12　便秘案

殷×，女，30岁，汉族，就诊时间：2014年1月20日。

【**病案**】大便不尽感，时有干燥，每1～2天一行，腰腹部肥胖，纳可，无明显腹胀，舌淡红，苔白微腻，脉沉细。

【**辨证**】大便不尽感，时有干燥，每1～2天一行，腰腹部肥胖，纳可，舌淡红，苔白微腻，脉沉细，中医辨证属"气机阻滞，湿浊内蕴"。患者肠道气机阻滞，大肠传导失司，则有大便不尽感，时有干燥；气机阻滞，津液不布，聚湿生痰，湿浊内停，留于腰腹，则腰腹肥胖；舌淡红，苔白微腻，脉沉细，亦为气滞湿阻之象。四诊合参，中医辨证属"气机阻滞，湿浊内蕴"，病位在大肠，病性以邪实为主。

【治法】行气通腑，化浊通便。

【方药】自拟方。

| | | |
|---|---|---|
| 厚朴13g | 苍术13g | 白豆蔻10g |
| 草豆蔻6g | 藿香13g | 佩兰13g |
| 法半夏10g | 砂仁10g | 杏仁13g |
| 党参16g | 白术16g | 茯苓16g |
| 山药16g | 生薏苡仁10g | 紫苏梗10g |

七剂，水煎服，日一剂，早晚分两次餐后温服。

【复诊时间】2014年1月27日。

患者服上方后大便不尽感、干燥明显好转，舌淡红，苔白微腻，脉沉细，中医辨证仍属"气机阻滞，湿浊内蕴"，上方去山药，加紫菀10g，继予十剂，以增强疗效。

【小结】本病案中医辨证属便秘范畴，便秘辨证虽多为阴血亏虚，肠失濡润，但属气机阻滞者亦不少见。本病案中医辨证为"气机阻滞，湿浊内蕴"，治疗当理气通便，化湿降浊，不可囿于"养血通便"之治疗常法，否则病变难除。脾虚则湿蕴，湿蕴则痰凝，因此化湿降浊，当益气健脾，脾健则湿浊易化，同时益气又可助大便通行，有利于便秘之治疗。本病案在行气通便的治疗基础上，加用党参、白术、茯苓、山药等健脾益气之品，即体现了以上治疗便秘的思路，此亦为王老治疗便秘的经验之谈，值得吸取学习。

### 案13 便秘案

张××，女，86岁，汉族，就诊时间：2018年6月8日。

【病案】数年前曾行腹部手术，术后2个月后出现腹部胀痛，以下腹部为主，伴大便干燥，艰涩难行，每3～4日一行，矢气减少，每于进食不易消化食物及腹部受寒后上述症状加重，曾至多家医院诊治，经检查诊断考虑为术后肠粘连，予促进胃肠动力药口服，疗效不佳。近日又因饮食不节，致腹痛腹胀较前加重，伴大便干燥难行，每4～5日一行，自觉胃脘胀满，不欲饮食，时有嗳气，泛酸，口干，倦怠乏力，小便少，夜眠差，舌淡，苔白厚腻，脉弦细。

【辨证】腹部手术后出现腹部胀痛，伴大便干燥，艰涩难行，矢气减少，每于进食不易消化食物及腹部受寒后上述症状加重，近日又因饮食不节，致腹痛腹胀较前加重，伴大便干燥难行，自觉胃脘胀满，不欲饮食，泛酸，口干，倦怠乏力，小便少，夜眠差，舌淡，苔白厚腻，脉弦细，中医辨证属"腑气不通，气机阻滞，兼有脾虚湿蕴"。腹部手术后瘀血留滞肠间，日久则瘀血凝滞，着而不去，致肠道之间粘连，腑气不通，气机阻滞，大肠传导失司，则出现腹部胀痛，伴大便干燥，艰涩难行，矢气减少，每于进食不易消化食物及腹部受寒后上述症状加重；腑气不通日久，积滞内停肠道，久致脾胃受损，运化失健，水湿不化，湿浊中阻，故胃脘胀满、不欲饮食、嗳气、泛酸、口干、倦怠乏力；食欲不振，纳食渐少，津液匮乏，则小便量少；脾胃亏虚，气血生化无源，心血亏虚，心神失养，则夜眠不佳。四诊合参，中医辨证属"腑气不通，气机阻滞，兼有脾虚湿蕴"，病位在大肠、脾、胃，病性属本虚标实。

【治法】通腑降气，润肠通便，兼以健脾益气。

【方药】以六磨汤加减化裁。

| | | |
|---|---|---|
| 木香10g | 枳实12g | 槟榔15g |
| 乌药10g | 大黄10g | 厚朴10g |
| 莱菔子20g | 郁李仁20g | 白芍30g |
| 当归10g | 白豆蔻10g | 炒苍术12g |
| 延胡索15g | 香附12g | 旋覆花（包煎）10g |
| 海螵蛸15g | 瓦楞子15g | 代赭石（先煎）12g |
| 重楼15g | 黄连10g | 干姜6g |
| 鸡内金15g | 党参10g | 甘草6g |

七剂，水煎服，日一剂，早晚分两次餐后温服。

【复诊时间】2018年6月15日。

患者服上药后腹部胀痛明显减轻，大便转调，每1～2日一行，胃脘胀满、嗳气、泛酸、口干、倦怠诸症悉减，纳食增加，夜眠改善，舌淡，苔薄白微腻，脉弦细，中医辨证仍为"腑气不通，气机阻滞，兼有脾虚湿蕴"，上方去大黄、炒苍术、旋覆花、代赭石、黄连，继予七剂，继续巩固疗效。

【小结】腹部术后肠粘连在临床较为常见，该病案中医诊断属便秘范畴，辨证属"气秘"，为腑气不通，气机阻滞。治疗宜通腑降气，活血逐瘀，理气止痛，王老采用六磨汤加减治疗取得良效。方中采用诸如枳实、槟榔、厚朴、木香、莱菔子等通腑降气之品自不待言。王老加用当归以活血养血，润肠通便，正切肠粘连瘀血凝滞肠间之病机，为治疗点睛之笔。白芍有通利大小便之功，王老重用白芍30g，以养阴润燥，通利大便，实属王老临床用药经验，值得借鉴。

### 案14　便秘案

赵××，女，62岁，汉族，就诊时间：2018年7月14日。

【病案】长年便秘，大便干燥，排便困难，每3～4日一行，量少，状如羊屎，每次如厕努挣难出，伴腹胀、脐周疼痛，自服"通便药"方有大便，停服则症状恢复如初。近日因饮食不节出现胃脘胀满，嗳气频频，纳差，夜眠可，精神不振，舌淡红，苔白腻，脉弦。

【辨证】大便干燥秘结，排便困难，状如羊屎，每次如厕努挣难出，伴腹胀、脐周疼痛，舌淡红，苔白腻，脉弦，中医辨证属"气秘（气机阻滞，腑气不通）"。气机阻滞，腑气不通，大肠传导失司，则大便干燥秘结，排便困难，状如羊屎，努挣难出；气机阻滞，不通则痛，腑气不降，故腹胀、脐周疼痛；大便秘结，浊气不降，水谷不化，胃气上逆，则纳差、嗳气，精神不振；舌淡红，苔白腻，脉弦，亦为腑气不降，湿浊内蕴之象。四诊合参，中医辨证属"气秘（气机阻滞，腑气不通）"，病位在大肠、脾、胃，病性属本虚标实。

【治法】通降腑气，润肠通便，理气止痛。

【方药】以六磨汤加减化裁。

| | | |
|---|---|---|
| 木香10g | 枳实12g | 槟榔15g |
| 当归15g | 大黄6g | 厚朴12g |

莱菔子20g　　　郁李仁30g　　　旋覆花（包煎）10g

白芍20g　　　　大腹皮15g　　　代赭石（先煎）12g

紫苏梗10g　　　干姜6g　　　　佛手10g

甘草6g

七剂，水煎服，日一剂，早晚分两次餐后温服。

【复诊时间】2018年7月21日。

患者服上药后便秘明显改善，质软，排便轻松，每1～2日一行，腹胀、胃脘胀满、嗳气亦明显减轻，纳食增加，舌淡红，舌苔减退，脉弦，中医辨证仍属"气秘（气机阻滞，腑气不通）"。治疗继予通降腑气，润肠通便，理气止痛之剂，上方去大黄、旋覆花、代赭石，加火麻仁30g，生白术30g，继予七剂，以加强疗效。

【小结】该病案中医诊断属便秘范畴，辨证亦属"气秘"，为腑气不通，气机阻滞，治疗仍应通腑降气，理气止痛，润肠通便，化积消胀，王老仍采用六磨汤加减治疗同样取得良效。此案与案13中医辨证一致，治则治法、方药亦同，疗效同样奏效，此乃证同治亦同。方中当归、白芍应用亦同理。生白术重用有健脾通便之功，复诊重用生白术30g，即为此意。

## 案15　遗尿案

朱××，汉族，女，62岁，就诊时间：2018年12月7日。

【病案】3年前开始出现遗尿，每周2～3次，深感不便，其为烦恼，伴小便频数，腰膝酸冷，小便清长，乏力，纳呆，大便尚调，失眠，曾多次至外院服用中药治疗，效果不佳，舌淡红，苔白腻，脉沉细。

【辨证】遗尿，伴腰膝酸软，小便清长，乏力，纳呆，大便尚调，夜眠可，曾多次至外院服用中药治疗，效果不佳，舌淡红，苔白腻，脉沉细，中医辨证属"脾肾亏虚，下元虚冷，肾失固摄"。肾司二便，主前后二阴及膀胱，肾主封藏固摄，若肾气亏虚，膀胱虚冷，失于摄纳，则遗尿。患者年过六旬，脾肾渐亏，固摄无权，则遗尿、小便清长；肾气亏虚，失于温养，则腰膝酸软；脾气虚弱，运化失健，水谷不化，故纳呆、乏力；脾肾亏虚，气血生化无源，心神失养，心肾两虚，则失眠；舌淡红，苔白腻，脉沉细，亦为脾肾不足，湿浊内蕴之象。纵观舌脉症，中医辨证属"脾肾亏虚，下元虚冷，肾失固摄"，病位在脾、肾及膀胱，病性属虚证。

【治法】补益脾肾，温肾祛寒，缩尿止遗。

【方药】以缩泉丸合桑螵蛸散加减化裁。

| | | |
|---|---|---|
| 桑螵蛸15g | 益智仁10g | 乌药10g |
| 覆盆子10g | 桑椹10g | 龙骨（先煎）20g |
| 菟丝子10g | 枳壳10g | 牡蛎（先煎）20g |
| 酸枣仁20g | 海螵蛸15g | 黄芪20g |
| 太子参12g | 茯苓12g | 炒白术12g |
| 升麻10g | 桔梗6g | 山茱萸15g |
| 桂枝6g | 大枣10g | 甘草6g |

七剂，水煎服，日一剂，早晚分两次餐后温服。

【复诊时间】2018年12月14日。

患者服上药后遗尿、小便频数、腰膝酸冷、小便清长、乏力明显减轻，每2周遗尿一次，纳食增加，夜眠改善，舌淡红，苔白腻，脉沉细，中医辨证仍属"脾肾亏虚，下元虚冷，肾失固摄"。上方去桂枝，加肉桂6g，以增强温肾之力，继予十剂，以巩固疗效。

【小结】王老临床除精于脾胃病治疗外，尚擅治杂病，如遗尿。临床遗尿中医辨证以"脾肾亏虚，下元虚冷，肾失固摄"为常见，王老临证擅用温补脾肾，温阳祛寒，缩泉止遗法治之，多以缩泉丸合桑螵蛸散加减治疗，常常取得良效。在温肾摄纳治疗的基础上，加用酸味药，以收敛固摄，缩泉止遗，如重用山茱萸以补肾益阴，收敛固涩；酸枣仁养心安神，酸收固摄；海螵蛸收敛固精。此外，在上述遣方治疗之际，擅用益气升提药以增强固摄止遗之效，如此案治疗方药中加入黄芪、升麻、桔梗即此用意，此为王老治疗遗尿用药经验之谈。

### 案16　盗汗案

李××，女，58岁，汉族，就诊时间：2019年3月8日。

【病案】1年前出现潮热，盗汗，五心烦热，入夜尤甚，口干，失眠，夜寐不安，心烦易醒，小便短赤，腹胀，大便干燥，每1～2日一行，舌红，苔薄黄，脉细数。

【辨证】潮热，盗汗，五心烦热，入夜尤甚，口干，失眠，小便短赤，腹胀，大便干燥，舌红，苔薄黄，脉细数，中医辨证属"阴虚火旺"。阴虚内热，阴不敛阳，故潮热、盗汗、五心烦热，入夜尤甚；阴液亏虚，津不上乘，则口干，肠道失润，则便秘；阴血亏虚，心血不足，心神失养，阴虚有热，则心烦、失眠；阴虚火旺，心火移热于小肠，故小便短赤；舌红，苔薄黄，脉细数，亦为阴虚有热之象。四诊合参，中医辨证为"阴虚火旺"，病性虚实夹杂，本虚标实。

【治法】滋阴泻火，固表止汗。

【方药】以当归六黄汤加减化裁。

| | | |
|---|---|---|
| 当归15g | 生地黄12g | 熟地黄12g |
| 黄芪30g | 黄芩10g | 黄连10g |
| 黄柏10g | 麦冬12g | 五味子12g |
| 白芍15g | 浮小麦40g | 山茱萸20g |
| 酸枣仁30g | 柏子仁15g | 生龙骨（先煎）30g |
| 合欢皮20g | 首乌藤20g | 生牡蛎（先煎）30g |
| 肉桂3g | 女贞子20g | 丹参30g |
| 制远志10g | 甘草6g | 琥珀（冲服）3g |

七剂，水煎服，日一剂，早晚分两次餐后温服。

【复诊时间】2019年3月15日。

患者服上药后潮热、盗汗、五心烦热、口干、小便短赤、大便干燥明显减轻，夜眠明显改善，舌红，苔薄白，脉细数，中医辨证属"阴虚有热"，效不更方，上方黄连、黄芩量减为6g，去女贞子，继服七剂，以善其后。

【小结】此案中医辨证属"阴虚火旺"，治疗宜滋阴泻火，益气固表，收敛止汗。王老依据辨证采用当归六黄汤治疗取得良好疗效。王老在治疗自汗、盗汗时，擅于运用酸收敛汗之品以增强止汗之力，方中即加用五味子、白芍、山茱萸、浮小麦、酸枣仁、牡蛎以收敛止汗。其中五味子收敛固摄止汗；白芍、山茱萸养阴酸收止汗；浮小麦除热收敛止汗；酸枣仁养血安神止汗；牡蛎安神收涩止汗；因"汗为心之液"，若心气亏虚，失于固摄，则汗液外泄，故王老在治疗汗证时多加用酸枣仁，以补心养血止汗。王老在临证治疗选药时能够做到一药兼治多种症状，充分发挥药物的多重功效，以尽量精简用药，如方中酸枣仁既可安神又可止汗；白芍既可酸收止汗也可通便；牡蛎兼具重镇安神和收敛止汗之功；柏子仁既可润肠通便亦可养心安神，此为王老临床用药特色。

### 案17　舌痛案

马××，女，60岁，回族，就诊时间：2019年6月21日。

【病案】近1周出现夜间舌尖边干涩疼痛，舌根肿痛，口干唇燥，胸中烦热，晨起嗳气，进食生冷后加重，纳食可，大便干燥，每1～2日一行，小便涩痛，舌尖红，苔薄黄，有裂纹，脉细数。

【辨证】舌尖边干涩疼痛，舌根肿痛，口干唇燥，胸中烦热，大便干燥，小便涩痛，舌尖红，苔薄黄，有裂纹，脉细数，中医辨证属"中上二焦（心胃）郁热"。中上二焦（心胃）郁热，胸膈热盛，火热循经上炎，则舌尖边干涩疼痛、舌根肿痛、口干唇燥、胸中烦热；郁热内盛，耗伤津液，故大便干燥；心移热于小肠，则小便涩痛；舌尖红，苔薄黄，有裂纹，脉细数，亦为心火炽盛，热盛伤津之象。四诊合参，辨证属"中上二焦（心胃）郁热"，病位在胸膈、中上二焦，病性属实证。

【治法】清热泻火，清上泄下，升阳散火。

【方药】以清胃散、导赤散及凉膈散加减化裁。

生地黄10g　　　黄连6g　　　当归10g

牡丹皮10g　　　升麻6g　　　柴胡10g

| 葛根10g | 玄参15g | 栀子6g |
| 连翘10g | 通草6g | 淡竹叶6g |
| 炒白芍10g | 细辛3g | 藿香10g |
| 陈皮10g | 大黄10g | 炙甘草6g |

七剂，水煎服，日一剂，早晚分两次餐后温服。

【复诊时间】2019年6月28日。

患者服上药后舌尖边干涩疼痛、口干唇燥几近消失，舌根肿痛、胸中烦热、小便涩痛明显减轻，大便略溏，每日一行，纳食可，舌尖红，苔薄白，脉细数。治疗继予清热泻火，升散郁火，上方去大黄，黄连、栀子量减为3g，以清余热，再予五剂，余热尽除后不再续服，以防苦寒之剂损伤胃气。

【小结】此案中医辨证属"中上二焦（心胃）郁热"，王老以清胃散、导赤散及凉膈散三方合用，以清泻中上二焦、胸膈郁热，取得良效。方中诸味苦寒清热药之功效正切病机，用药中的，自不必赘述。方中藿香、陈皮芳香醒脾、健脾和胃，以防诸多苦寒之品伤胃碍胃；加用少量细辛以制苦寒之剂寒凉之性；郁热炽盛，灼伤津液，故加用玄参、炒白芍以滋阴增液清热，则郁热尽除而源泉不竭。柴胡、升麻、葛根升阳散火，有"火郁发之"之意，且葛根兼具升阳、解热、生津之妙，用药精到。

## 案18 口臭案

刘××，男，49岁，汉族，就诊时间：2019年10月18日。

【病案】近2个月出现口臭，大便黏腻不爽，每次量少，每日1～2行，伴胃脘部胀痛，纳差，身重困倦，小便尚调，夜眠差，入睡困难，舌淡红，苔黄腻，脉细滑。

【辨证】口臭，大便量少，黏腻不畅，伴胃脘部胀痛，纳差、身重困倦，夜眠差，入睡困难，舌淡红，苔黄腻，脉细滑，中医辨证属"湿热中阻"。清阳不升，浊阴不降，湿热内蕴，上蒸于口，则口臭；湿性黏腻重着，湿邪易阻滞气机，湿热下趋肠道，大肠传导失司，肠道气机阻滞，故大便量少，黏腻不爽，身重困倦；湿热中阻，气机阻滞，故胃脘部胀痛；湿热上蒸，心神被扰，则夜眠差，入睡困难；舌淡红，苔黄腻，脉细滑，亦为湿热中阻之象。观其舌脉症，中医辨证属"湿热中阻"，病位在中焦，病性属实。

【治法】清热化湿，芳香化浊，醒脾除臭。

【方药】以平胃散加减化裁。

| | | |
|---|---|---|
| 厚朴10g | 炒苍术10g | 陈皮10g |
| 薏苡仁30g | 藿香10g | 佩兰10g |
| 白豆蔻10g | 白芷10g | 法半夏10g |
| 黄连6g | 黄芩10g | 蒲公英15g |
| 炒麦芽10g | 炙甘草6g | |

七剂，水煎服，日一剂，早晚分两次餐后温服。

【复诊时间】2019年10月25日。

患者服用上药后口臭、大便量少、黏腻不畅、胃脘部胀痛、身重困倦明显减轻，纳食增多，夜眠好转，舌淡红，舌苔减退，脉细滑，中医辨证仍属"湿热中阻"。因湿热胶结难除，难取速效，只可徐图缓治，故上方去蒲公英，黄芩量减为6g，加紫苏叶10g，草豆蔻10g，泽泻10g，薄荷10g，继予十剂，以善其后。

【小结】口臭临床较为常见，中医辨证有"胃热炽盛""腑气不降，浊阴上泛""食积内停"等，但证属"湿热中阻"亦不在少数。王老采用清热化湿，芳香化浊，通降腑气，醒脾除臭法治疗"湿热中阻"口臭取得良好疗效，临证多选用平胃散加清热通腑、芳香化浊之品治疗。芳香化浊，惯用藿香、佩兰、白豆蔻、草豆蔻、白芷、紫苏叶之属；清热苦降，常用黄连、黄芩、蒲公英之类；腑气不降，浊阴上泛，需通腑降气，选取厚朴、陈皮之品；"去湿不利其小便非其治也"，故复诊治疗加用泽泻，以湿热分消，使湿邪从小便而去。苦寒之品易损伤胃气，不可久服，因此复诊时去蒲公英，减黄芩量，以防其苦寒伤胃。湿热蕴结难除，则复诊时再予十剂徐徐缓治，以期湿热尽除。

# 第六节　全国名中医王常绮经验方撷英

全国名中医王常绮临证不辍，勤学不倦，擅长治疗脾胃病以及痹证、痫证、痤疮、口疮、汗证等内科杂病，经验丰富，疗效卓著，通过长期临床实践与积累，总结出诸多治疗上述疾病的经验方，这些经验方组方精当，配伍严谨，反复推敲，久经锤炼，验于临床，无不有效，充分全面地反映与体现了王老治疗脾胃病及某些内科杂病的临床经验，是王老临床经验的浓缩总结和智慧心血的结晶，值得后学晚辈潜心总结，全面继承，推广应用，现将王老治疗脾胃病及某些内科杂病的常用经验方总结整理如下。

1. 治疗胃脘痛经验方一

【药物组成】柴胡10g，枳壳13g，白芍16g，赤芍16g，青、陈皮各10g，延胡索20g，郁金20g，川楝子10g，香附13g，旋覆花（包煎）10g，代赭石13g，降香6g，紫苏梗10g，香橼10g，莱菔子16g，甘草6g。

【适应证】用于治疗胃脘痛中医辨证属"肝胃气滞，浊阴不降"者，症见胃脘胀满，疼痛，每于情绪不畅时加重或诱发，伴恶心，呕吐，嗳气，口臭，胁肋胀满，疼痛，舌淡红或淡暗，苔白腻或苔腻微黄，脉弦。

【服用方法】上药水煎服，每日一剂，早晚分两次餐后温服。

2.治疗胃脘痛经验方二

【药物组成】厚朴10g，炒苍术16g，白豆蔻10g，草豆蔻6g，陈皮10g，法半夏10g，砂仁10g，炒白术16g，茯苓16g，生薏苡仁16g，藿香10g，佩兰10g，紫苏梗10g。

【适应证】用于治疗胃脘痛中医辨证属"脾虚湿蕴，湿浊中阻"者，症见胃脘胀满，疼痛，伴胸闷呕恶，嗳气，口中黏腻不爽，口干不欲饮，身重困倦，头重如裹，便溏不爽，纳差少食，舌淡胖大，苔白厚腻，脉濡滑。

【服用方法】上药水煎服，每日一剂，早晚分两次餐后温服。

3.治疗胃脘痛经验方三

【药物组成】太子参16g，茯苓16g，白术16g，青、陈皮各10g，枳壳13g，延胡索16g，郁金16g，香附13g，紫苏梗10g，佛手10g。

【适应证】用于治疗胃脘痛中医辨证属"脾胃虚弱"者，症见胃脘隐痛，每于进食生冷饮食或受寒后加重或诱发，伴纳差少食，倦怠乏力，便溏消瘦，舌淡，舌体胖大，或边有齿痕，苔薄白或苔白微腻，脉沉细。

【服用方法】上药水煎服，每日一剂，早晚分两次餐后温服。

4.治疗胃脘痛经验方四

【药物组成】沙参16g，麦冬16g，玉竹13g，石斛16g，白芍16g，玄参16g，柴胡10g，枳壳13g，延胡索16g，郁金16g，香附13g，紫苏梗10g，香橼10g，陈皮10g，麦芽10g。

【适应证】用于治疗胃脘痛中医辨证属"胃阴亏虚"者，症见胃脘隐痛，伴嘈杂，烧心，口干欲饮，舌红，少苔或舌苔光剥，脉沉细数。

【服用方法】上药水煎服，每日一剂，早晚分两次餐后温服。

5.治疗胃脘痛经验方五

【药物组成】党参10g，茯苓16g，白术16g，陈皮10g，法半夏10g，柴胡10g，枳壳13g，白芍10g，黄连10g，黄芩10g，蒲公英20g，白花蛇舌草20g，竹茹10g，干姜6g，紫苏梗10g。

【适应证】用于治疗胃脘痛中医辨证属"寒热错杂"者，症见胃脘疼痛，胀满或痞满，伴泛酸，烧心，嘈杂，嗳气，恶心，纳差疲乏，便溏，肠鸣，舌淡红，苔薄黄或苔黄微腻，脉沉细数。

【服用方法】上药水煎服，每日一剂，早晚分两次餐后温服。

6.治疗久泻经验方一

【药物组成】炙黄芪20g，炒党参20g，茯苓16g，炒白术16g，枳壳10g，炒防风10g，炒白芍16g，陈皮10g，半夏曲6g，砂仁10g，炮姜10g，诃子6g，焦三仙各13g，炒山药20g，乌梅炭16g，赤石脂16g，芡实16g，海螵蛸16g，苍术16g，藿香13g，大枣10g，炙甘草6g。

【适应证】用于治疗久泻中医辨证属"脾胃虚寒"者，症见腹泻，为稀水便或糊状便，每于进食生冷、油腻或受寒后加重或诱发，伴腹痛，泻后则减，肠鸣漉漉，纳差乏力，畏寒喜暖，舌淡，舌体胖大，苔薄白，脉沉细弱。

【服用方法】上药水煎服，每日一剂，早晚分两次餐后温服。

7.治疗久泻经验方二

【药物组成】炒防风10g，炒白芍16g，陈皮10g，枳壳13g，炒党参20g，茯苓16g，炒白术16g，半夏曲10g，砂仁10g，石榴皮16g，五味子13g，乌梅16g，焦三仙各13g，炒山药20g，赤石脂16g，芡实16g，莲子16g，桔梗10g，大枣10g，炙甘草6g。

【适应证】用于治疗久泻中医辨证属"肝脾不调，肝强脾弱"者，症见腹泻，为稀水便或糊状便，进食即泻，恼怒则发，伴腹痛，腹中雷鸣，泻后则减，纳差少食，疲乏倦怠，舌淡，舌体胖大，或边有齿痕，苔薄白，脉弦细。

【服用方法】上药水煎服，每日一剂，早晚分两次餐后温服。

8.治疗久泻经验方三

【药物组成】炒党参20g，茯苓16g，炒白术16g，半夏曲10g，砂仁10g，炒山药20g，炒白扁豆16g，炒薏苡仁16g，赤石脂16g，芡实16g，莲子16g，补骨脂16g，肉豆蔻10g，吴茱萸6g，五味子13g，金樱子16g，陈皮10g，枳壳13g，焦三仙各13g，大枣10g，炙甘草6g。

【适应证】用于治疗久泻中医辨证属"脾肾阳虚"者，症见五更泄泻，为稀水便或糊状便，或完谷不化，进食生冷、油腻或受寒后即泻，伴腹痛，肠鸣，纳差乏力，畏寒肢冷，腰膝冷痛，舌淡，舌体胖大，或边有齿痕，苔薄白，脉沉细弱。

【服用方法】上药水煎服，每日一剂，早晚分两次餐后温服。

9.治疗久泻经验方四

【药物组成】炒苍术16g，炒黄柏10g，藿香13g，法半夏10g，砂仁10g，薏苡仁20g，地榆炭16g，槐花炭16g，炒党参20g，炒白术16g，茯苓16g，炒枳壳13g，焦三仙各10g，炒山药20g，小茴香6g，大枣10g。

【适应证】用于治疗久泻中医辨证属"湿浊内蕴"者，症见腹泻，为糊状便，黏腻不爽，或气味臭秽，大便不尽感，伴腹痛，舌淡红，或舌红，苔薄白腻或苔腻微黄，脉濡滑。

【服用方法】上药水煎服，每日一剂，早晚分两次餐后温服。

10.治疗梅核气经验方

【药物组成】柴胡10g，白芍16g，枳实13g，青、陈皮各10g，郁金20g，厚朴10g，香附13g，砂仁10g，法半夏10g，旋覆花（包煎）10g，代赭石13g，降香6g，莱菔子16g，制胆南星16g，大贝母16g，紫苏梗10g，佛手6g，瓜蒌16g，槟榔16g，沙参10g，麦冬10g，炙甘草6g。

【适应证】用于治疗梅核气中医辨证属"痰气互结，肝气郁滞"者，症见咽部哽噎感或异物感，咽中如有炙脔，吞之不下，吐之不出，每因情志不畅而易于加重或诱发，咯痰色白而黏，伴咽干，胸闷，喜叹息，舌淡红，苔薄白或白腻，脉弦细或滑。

【服用方法】上药水煎服，每日一剂，早晚分两次餐后温服。

11.治疗反流性食管炎经验方

【药物组成】柴胡10g，白芍20g，枳壳12g，厚朴花10g，郁金20g，延胡索20g，香附12g，川楝子10g，砂仁10g，三七粉5g，丹参20g，莪术12g，黄连12g，竹茹10g，吴茱萸6g，沙参15g，麦冬15g，石斛15g，旋覆花10g，代赭石15g，降香6g，鸡内金15g。

【适应证】用于治疗反流性食管炎中医辨证属"肝气郁滞，胃失和降，痰瘀互结"者，症见胸骨后疼痛，灼热口干，嗳气不舒，咽食噎阻，纳食少，舌瘀暗，苔白腻，脉弦细。

【制法】共研细末，装胶囊，每粒0.4g，每次服4粒，每日3次，饭后服。

12.治疗便秘经验方

【药物组成】当归16g，黄芪30g，生、熟地黄各20g，黄连10g，黄芩10g，厚朴10g，瓜蒌10～15g，制何首乌20g，白芍30g，白术30g，莱菔子16g，槟榔16g，沙参16g，麦冬16g。

【适应用】用于治疗便秘中医辨证属"阴虚火旺，血燥津亏"者，症见大便干结难行，口干喜饮，小便短赤，五心烦热，舌红绛，少苔或花剥，脉沉细数。

【服用方法】上药水煎服，每日一剂，早晚分两次餐后温服。

13.治疗类风湿性关节炎经验方

【药物组成】制川乌9g，制草乌9g，生黄芪50g，制何首乌15g，细辛6g，桂枝10g，白芍30g，防风10g，羌活12g，独活12g，秦艽15g，忍冬藤20g，威灵仙20g，当归15g，川芎30g，乌梢蛇15g，淫羊藿15g，蜂房10g，鹿角胶12g，龟板胶12g，杜仲20g，熟地黄15g，木瓜15g，伸筋草15g，全虫6g，蜈蚣5条，干姜10g，生甘草12g。

【适应证】用于治疗痹证中医辨证属"风寒湿痹"者，症见肢体关节疼痛，酸楚麻木，重着，阴冷加重，关节肿大，晨僵，舌瘀暗，苔白腻，脉弦。

【制法】共研细末，装胶囊，每粒0.4g，每服4粒，每日3次，饭后服，孕妇忌服。

14.治疗癫痫发作时经验方

【药物组成】柴胡10g，白芍20g，黄芩10g，山栀子10g，清半夏10g，僵蚕10g，制胆南星10g，天竺黄6g，郁金20g，明矾6g，钩藤16g，川贝母15g，金礞石12g，珍珠母20～30g，生龙骨、牡蛎（先煎）各30g，琥珀（冲服）3g，磁石15g，羚羊角粉（冲服）1.2g，全虫6g，桃仁15g，丹参20g，红花12g，太子参30g，熟地黄15g，山药20g，山萸肉20g，大枣15g，炙甘草10g。

【适应证】用于治疗癫痫中医辨证属"风阳内动，痰浊壅塞，气机逆乱"者，症见突然昏倒，不省人事，两目上视，口吐涎沫，四肢抽搐，或有异常叫声等，醒后除疲乏无力外如常人；小发作时仅有突然呆木无知，两眼瞪视，呼之不应，或头部下垂，面色苍白，短时间即醒，恢复正常；局限性发作可见多种形式，或口、眼、手等局部抽搐而无突然昏倒，或凝视，或语言障碍，或无意识动作等，多数在数秒至数分钟即止。发作前可有眩晕、胸闷、叹息等先兆症状，发作后常伴疲乏无力。反复发作，发无定时，发作持续时间长短不等，多数在数秒至数分钟即止，少数持续数小时以上，苏醒后对发作时情况全然不知。舌淡红或舌红，苔白腻或黄腻，脉滑或滑数。

【服用方法】上药水煎服，每日一剂，早晚分两次餐后温服。

15.治疗痤疮经验方

【药物组成】生地黄16g，牡丹皮10g，赤芍16g，黄连10g，大青叶16g，麦冬13g，玄参16g，水牛角10g，生薏苡仁20g，莲子心3g，通草6g，三棱10g，莪术10g，桃仁10g，红花13g，王不留行16g，白鲜皮16g，地肤子16g，蝉衣10g，木贼10g，荆芥10g，炙甘草10g。

【适应证】用于治疗痤疮中医辨证属"热毒内蕴，血热炽盛"者，症见颜面痤疮，累累迭出，甚或密布于面，疮面红肿，焮热疼痛，或伴有瘙痒，大便干结，口干喜饮，舌红或红绛，苔薄黄，脉数。

【服用方法】上药水煎服，每日一剂，早晚分两次餐后温服。

16.治疗汗证经验方

【药物组成】炒酸枣仁20g，浮小麦30～40g，煅牡蛎（先煎）30g，山萸肉20～30g，白芍20g，五味子13g，黄芪30g。

若为盗汗则加用沙参16g，麦冬16g，生地黄16g，熟地黄16g，玄参16g，枸杞子16g。

【适应证】用于治疗"气虚自汗"或"阴虚盗汗"者，若为"气虚自汗"则见白昼汗出，动则尤甚，气短，乏力，易患感冒，舌淡，苔薄白，脉沉细无力；若为"阴虚盗汗"，则见夜间入睡后汗出，醒则自止，潮热，颧红，五心烦热，形体消瘦，口干欲饮，溲赤便干，舌红，少苔或苔光剥，脉沉细数。

【服用方法】上药水煎服，每日一剂，早晚分两次餐后温服。

17.治疗口疮经验方

【药物组成】生地黄20g，当归13g，黄连10g，升麻10g，牡丹皮13g，赤芍30g，麦冬16g，玄参13g，竹叶13g，连翘16g，莲子心3g，通草3g，知母13g，生石膏（先煎）20g，乌梅16g，桃仁16g，红花13g，生薏苡仁16g，桔梗10g，甘草10g。

【适应证】用于治疗口疮中医辨证属"胃热炽盛，心火上炎，热毒内蕴"者，症见口疮蜂起，此起彼伏，连绵不绝，疮面红肿，痛不可忍，便干溲赤，口渴口臭，心烦急躁，舌尖红，苔薄黄，脉数。

【服用方法】上药水煎服，每日一剂，早晚分两次餐后温服。

# 后　记

　　全国名中医王常绮治学严谨，作风谦逊，平易近人，医技精湛，医德高尚，在长期的临床实践中不断摸索积累临床治疗经验，勤学不倦，积极探索，求实创新，学以致用，博采众长，通过不懈努力和积累，逐步形成和建立了治疗脾胃病及某些内科杂病的学术思想及诊疗特色，在青海地区脾胃病中医治疗领域具有较大影响，对推动和促进青海地区脾胃病的中医治疗和学术发展做出了较大贡献。王老擅治脾胃病及某些内科杂病，尤其对治疗慢性萎缩性胃炎、慢性腹泻、消化性溃疡、慢性溃疡性结肠炎、反流性食管炎、胆汁反流性胃炎、癫痫、类风湿性关节炎等疾病颇有心得，疗效卓著，积累了治疗上述疾病丰富的临床经验，值得我们认真继承、总结和整理、挖掘，并在临床深入推广应用，以进一步提高中医临床治疗水平。